全国卫生职业教育护理类专业“十三五”创新教材

儿科护理学学习指导与习题集

（供护理、助产专业使用）

主　编　王和俊　孔令红
副主编　曾　滟　陈轶洁　华　莉
编　者（以姓氏笔画为序）
丁万洁（丽江民族中等专业学校）
孔令红（昭通卫生职业学院）
王和俊（昭通卫生职业学院）
华　莉（临沧卫生学校）
闭晓丽（昭通卫生职业学院）
陈轶洁（红河卫生职业学院）
张　路（昭通卫生职业学院）
曾　滟（昭通卫生职业学院）
韩　琼（楚雄医药高等专科学校）

中国健康传媒集团
中国医药科技出版社

内 容 提 要

本教材是“全国卫生职业教育护理类专业‘十三五’创新教材”之一，是儿科护理学的学习指导与习题集，内容按教材的章节进行编排，以章为单位组织编写，与教材配套使用，可帮助学生在学习课程的过程中进一步理解、巩固所学知识，并能自我检测学习效果；习题包含了全国护士执业资格考试要求的考点及各种题型，且文后附有参考答案，便于学生复习，使之顺利通过全国护士执业资格考试。

本书可供高等职业教育护理、助产专业学生使用，也可作为国家护士执业资格考试复习用书。

图书在版编目（CIP）数据

儿科护理学学习指导与习题集 / 王和俊，孔令红主编 .—北京：中国医药科技出版社，2019.8

全国卫生职业教育护理类专业“十三五”创新教材

ISBN 978-7-5214-1266-6

Ⅰ . ①儿…　Ⅱ . ①王… ②孔…　Ⅲ . ①儿科学—护理学—高等职业教育—教学参考资料　Ⅳ . ① R473.72

中国版本图书馆 CIP 数据核字（2019）第 153442 号

美术编辑　陈君杞

版式设计　南博文化

出版　**中国健康传媒集团** | 中国医药科技出版社

地址　北京市海淀区文慧园北路甲 22 号

邮编　100082

电话　发行：010-62227427　邮购：010-62236938

网址　www. cmstp. com

规格　787 × 1092mm $^{1}/_{16}$

印张　16 $^{1}/_{2}$

字数　359 千字

版次　2019 年 8 月第 1 版

印次　2021 年 7 月第 3 次印刷

印刷　三河市万龙印装有限公司

经销　全国各地新华书店

书号　ISBN 978-7-5214-1266-6

定价　50.00 元

获取新书信息、投稿、为图书纠错，请扫码联系我们。

前言

QIAN YAN

《儿科护理学学习指导与习题集》是“全国卫生职业教育护理类专业‘十三五’创新教材”之一，是《儿科护理学》的配套教材，不仅可帮助学生在学习儿科护理学这门课程的过程中掌握重点、难点及各个知识点的衔接，而且还能更好地明确全国护士执业资格考试命题方向，以便更好地进行护考训练并能顺利地通过全国护士执业资格考试。本书按主教材的章节编排，各章内容由两部分组成：第一部分包括重点与难点及护考常见考点。重点与难点力求内容简练、实用，知识点明确，以帮助学生理解和掌握教材内容；第二部分为自测题及参考答案，各章自测题题型参照最新全国护士执业资格考试的题型，内容也是按照全国护士执业资格考试的要求分布于基础知识、相关知识和专业知识中，使学生在进行自我检测学习效果的同时，能较快地适应护士执业资格考试，为获得护士执业资格提供帮助。本书有较好的广度和深度，可供高等职业教育护理、助产专业学生使用，也可作为各级护理人员在职自学和参加护理专业资格考试的备考用书。

由于时间仓促，水平有限，疏漏和不当之处在所难免，恳请广大读者批评、指正；对于各参编院校领导和同仁的帮助及支持，在此致以真诚的感谢！

编　者

2019年3月

目录

MULU

第一章　绪　论

【重点难点】

重点　小儿年龄分期及各期的特点。

难点　小儿各期主要特点。

【常见考点】

第一节　儿科护理学的任务和范围

考点　儿科护理学临床服务范围

儿科护理学临床服务范围是初生至满14周岁的小儿。

第二节　小儿年龄分期及各期特点

考点　小儿年龄分期及各期特点

1. 胎儿期　从受精卵形成到胎儿娩出为止为胎儿期，正常约40周，胎儿期主要特点是胎儿完全依赖母体生存。

2. 新生儿期　自胎儿娩出脐带结扎到生后满28天为新生儿期，此期主要特点是发病率高，死亡率也高。胎龄满28周至生后1周称为围生期，围生期是生命最易遭受危险的时期，死亡率最高。

3. 婴儿期　自出生到满1周岁称为婴儿期，此期是出生后生长发育最迅速的时期，消化功能不完善，免疫力差，神经系统发育较快。

4. 幼儿期　自1周岁后到满3周岁前为幼儿期，易发生中毒和外伤等意外伤害是此期最主要的特点。

5. 学龄前期　自满3周岁到6~7岁入小学前为学龄前期，此期儿童求知欲强，好学、好问、好模仿，是小儿性格形成的关键期。此期较特殊的是易患急性肾炎、风湿热等免疫性疾病。

6.学龄期　自6~7周岁入小学始到青春期前为学龄期，是接受科学文化教育的重要时期。

7.青春期　女孩从11~12岁至17~18岁，男孩从13~14岁至18~20岁，此期生殖系统发育迅速并趋成熟，体格发育再度加速，形成第二生长高峰期。

第三节　儿科特点及儿科护理的一般原则

考点一　三种免疫球蛋白的临床意义

1. IgG　IgG是唯一可通过胎盘从母体获得的免疫球蛋白，但出生6个月后逐渐消失，其自行合成IgG的能力一般要到6~7岁时才达到成人水平。

2. IgM　母体IgM不能通过胎盘进入胎儿体内，故新生儿的IgM含量低，易受革兰阴性细菌的感染。

3. IgA　婴儿期分泌型IgA（SIgA）缺乏，易患呼吸道及消化道感染。

考点二　儿科疾病的特点

小儿患病时起病急、变化快，临床表现不典型，易恶化及死亡，但如诊治及时、有效，好转恢复也快。后遗症一般较成人少。

【自测题】

【A1型题】

1.儿科护理学的研究对象是

A.从妊娠28周至青少年期　　B.从精卵细胞结合至青春期

C.从出生至14周岁　　D.从出生至青少年时期

E.从新生儿期至青春期

2.儿科护理学临床服务范围是

A. 0到12周岁　　B. 0到13周岁

C. 0到14周岁　　D. 0到15周岁

E. 0到16周岁

3.不属于儿科护理学范围的是

A.儿科临床护理工作　　B.儿童期卫生保健工作

C.儿科护理科学研究　　D.儿童疾病诊断

E.儿童营养与喂养

4.根据小儿的解剖生理特点将小儿时期划分为

A. 5个年龄期 B. 6个年龄期
C. 7个年龄期 D. 8个年龄期
E. 9个年龄期

5. 胎儿期是指
A. 受精后的39周 B. 受精后的38周
C. 受精后的37周 D. 受精后的36周
E. 从受精到分娩约40周

6. 幼儿期正确的描述是
A. 自出生后至满1周岁前 B. 从受精卵形成到胎儿出生
C. 自胎儿娩出脐带结扎至28天 D. 自满1周岁至满3周岁之前
E. 自3周岁至6~7岁入小学前

7. 下列有关年龄分期的说法哪一个是错误的
A. 婴儿期是指出生到12个月 B. 幼儿期是2~3周岁
C. 学龄前期是3岁到入小学前 D. 学龄期是自6、7周岁开始到青春期
E. 围生期是胎龄满28周至生后1周

8. 围产期一般是指
A. 从受孕到生后10天 B. 从受孕20周到生后10天
C. 孕28周到生后1周 D. 孕10周到生后30天
E. 受精卵结合到生后1周

9. 新生儿期是指
A. 从孕期28周至生后28天内 B. 从孕期28周至生后1个月内
C. 从出生至生后28天内 D. 从出生至生后30天内
E. 从出生至生后3个月内

10. 婴儿期是指
A. 出生后到1岁 B. 出生后到2岁
C. 出生后到10个月 D. 出生后28天到1周岁
E. 出生后28天到10个月

11. 青春期是指
A. 女孩从11~12岁开始到17~18岁结束
B. 女孩从13~14岁开始到18~20岁结束
C. 男孩从11~12岁开始到17~18岁结束
D. 男孩从10~11岁开始到18~20岁结束
E. 男孩女孩都开始于11岁

12. 从精子和卵子结合到小儿出生称为
A. 胎儿期
B. 婴儿期
C. 幼儿期
D. 学龄前期
E. 学龄期

13. 出生后到满一周岁称为
A. 胎儿期
B. 婴儿期
C. 幼儿期
D. 学龄前期
E. 学龄期

14. 3周岁后到6~7岁称为
A. 胎儿期
B. 婴儿期
C. 幼儿期
D. 学龄前期
E. 学龄期

15. 下列属于学龄前期的是
A. 10个月
B. 2周岁
C. 4周岁
D. 8周岁
E. 14周岁

16. 衡量一个国家医疗卫生水平的重要指标是
A. 胎儿期死亡率
B. 围生期死亡率
C. 新生儿期死亡率
D. 婴儿期死亡率
E. 幼儿期死亡率

17. 小儿发生肾炎、风湿热等免疫性疾病开始增多的时期是
A. 新生儿期
B. 婴儿期
C. 幼儿期
D. 学龄前期
E. 学龄期

18. 小儿生理性免疫功能低下的时期最主要是
A. 学龄前期
B. 围生期
C. 学龄期
D. 青春期
E. 婴幼儿期

19. 意外事故较多见，营养性疾病亦多见的年龄阶段是
A. 新生儿期
B. 幼儿期
C. 婴儿期
D. 学龄前期
E. 学龄期

20. 小儿出生后生长发育最快的时期是

A.新生儿期 B.婴儿期
C.幼儿期 D.学龄前期
E.学龄期

21.符合婴儿期特点的是
A.体格发育最快 B.识别危险的能力强
C.语言思维和交往能力强 D.不易发生营养缺乏
E.自身免疫力增强，传染病发生率低

22.死亡率最高的时期是
A.胎儿期 B.青春期
C.新生儿期 D.学龄期
E.围生期

23.小儿机体发育所遵循的规律，正确的是
A.是一个连续平均的过程 B.年龄越大发育越快
C.婴儿期发育最快 D.各系统发育快慢一致
E.体格上的个体差异随年龄增长而逐渐减小

24.幼儿期发育特点不包括
A.体格发育最迅速 B.前囟闭合
C.乳牙出齐 D.学会控制大小便
E.语言、动作和心理方面有明显发展

25.胎儿期发生死胎、流产、先天畸形的主要胎龄是
A.前3个月 B.4、5个月
C.5、6个月 D.6、7个月
E.7、8个月

26.新生儿期保健的重点时间是
A.生后1小时内 B.生后1天内
C.生后3天内 D.生后1周内
E.生后2周内

27.小儿营养性疾病及腹泻多见于
A.婴幼儿期 B.学龄前期
C.学龄期 D.青春期
E.新生儿期

28.婴儿期护理最重要的是
A.预防窒息 B.合理喂养

C.早期教育　　D.体格锻炼
E.防止摔伤

29.小儿体格发育的两个高峰时期是
A.青春期、婴儿期　　B.青春期、学龄期
C.学龄期、幼儿期　　D.学龄期、学龄前期
E.学龄期、新生儿期

30.体格发育的第一个生长高峰是
A.新生儿期　　B.婴儿期
C.幼儿期　　D.学龄前期
E.学龄期

31.体格发育的第二个生长高峰是
A.新生儿期　　B.婴幼儿期
C.学龄期　　D.学龄前期
E.青春期

32.对青春期孩子实施心理行为指导的重点是
A.对学校生活适应性的培养　　B.加强品德教育
C.预防疾病和意外教育　　D.性心理教育
E.社会适应性培养

33.智力开发的最佳时期是
A.3岁前　　B.4岁前
C.5岁前　　D.2岁前
E.1岁前

34.幼儿期的特点不包括
A.体格发育速度较婴儿期减慢
B.中枢神经系统发育也渐减慢
C.语言、动作及心理方面发展较慢
D.前囟闭合，乳牙出齐
E.能控制大小便

35.新生儿期的特点中错误的是
A.易发生适应环境不良综合征　　B.常因分娩带来产伤和窒息
C.发病率高、死亡率也高　　D.免疫功能低下易患感染性疾病
E.生理调节功能较成熟

36.青春期生长发育最突出的特点是

A. 体格生长加快
B. 神经发育成熟
C. 内分泌调节稳定
D. 肌肉发育速度加快
E. 生殖系统迅速发育成熟

37. 新生儿期的保健护理重点是
A. 注意保暖
B. 合理喂养
C. 预防感染
D. 呼吸管理
E. 皮肤黏膜脐带护理

38. 培养小儿良好的个性、道德品质，良好的生活、学习习惯的时期是
A. 新生儿期
B. 幼儿期
C. 胎儿期
D. 学龄前期
E. 青春期

39. 注重预防近视的时期是
A. 婴儿期
B. 幼儿期
C. 学龄前期
D. 学龄期
E. 青春期

40. 特别注意合理喂养尤其大力提倡母乳喂养的阶段是
A. 胎儿期
B. 婴儿期
C. 幼儿期
D. 围生期
E. 学龄前

41. 婴儿期特点错误的是
A. 各系统均不成熟
B. 是生长发育最迅速的时期
C. 自身免疫功能未成熟
D. 易发生消化功能紊乱
E. 不易患传染病及感染性疾病

42. 新生儿可从母体获得，但3~5个月后逐渐消失的抗体是
A. IgA
B. IgD
C. IgE
D. IgG
E. IgM

43. 通过胎盘从母体传给胎儿的免疫球蛋白是
A. IgA
B. IgD
C. IgE
D. IgG
E. IgM

44. 乳儿可以通过母乳从母体获得
A. SIgA
B. IgM

C. IgG　　D. IgE

E. IgD

45. 新生儿易患革兰阴性菌感染的原因是体内缺乏

A. IgG　　B. 免疫细胞

C. IgM　　D. 补体

E. IgA

46. 血清IgG达到成人水平的年龄是

A. 3~4岁　　B. 4~5岁

C. 5~6岁　　D. 10岁左右

E. 14岁以后

47. 关于儿童的特点，正确的是

A. 主要是体积小　　B. 各器官功能不成熟

C. 体液免疫发育尚好　　D. 年龄越小代谢越慢

E. 前半年感染的发生率高于后半年

48. 关于儿童患病的特点，正确的是

A. 起病较慢　　B. 预后较差

C. 表现较典型　　D. 预防效果差

E. 感染性疾病较多

49. 小儿疾病临床表现的特点不包括

A. 起病急　　B. 病情发展快

C. 病情变化快　　D. 缺乏典型的症状和体征

E. 不易发生并发症

50. 小儿易发生感染性疾病的原因是

A. 生长发育迅速　　B. 消化功能差

C. 肝功能不成熟　　D. 肾功能不成熟

E. 免疫功能不完善

51. 婴幼儿易患呼吸道和消化道感染的主要原因是

A. IgG缺乏　　B. 免疫细胞缺乏

C. IgM缺乏　　D. 补体缺乏

E. SIgA缺乏

52. 关于儿科护理的特点，正确的是

A. 健康史可靠　　B. 护理操作容易

C. 护理项目繁多　　D. 心理护理简单

E.采集标本容易

53.儿科护理学的工作中心是

A.患儿的疾病护理

B.患儿的身心护理

C.所有小儿的生长发育、疾病防治护理

D.所有小儿的身心护理

E.以小儿及其家庭为中心的身心整体护理

54.下列适用于护理婴儿的沟通技巧是

A.因势利导　　B.多做游戏

C.搂抱与抚摸　　D.适时鼓励

E.社会交流

55.儿科护理工作中最重要的原则是

A.保证患儿的安全　　B.缓解分离性焦虑

C.适应不同年龄的心理护理　　D.适应不同年龄的生活护理

E.重视皮肤护理

56.小儿最基本的特点是

A.生长发育　　B.年龄越小能量需要越多

C.器官功能不成熟　　D.免疫力薄弱

E.生活护理内容多

57.儿科护士的特殊素质要求不包括

A.高尚的道德品质　　B.丰富的学识

C.掌握儿科治疗的全部内容　　D.要善于与家长沟通

E.要善于与患儿沟通

58.儿科护士不应当承担的职责是

A.护理计划者　　B.护理活动执行者

C.医疗诊治者　　D.健康教育者

E.护理研究者

59.儿科护士的素质包括

A.思想政治素质　　B.科学素质

C.心理素质　　D.职业素质

E.以上全是

（张　路）

第二章　小儿生长发育

【重点难点】

重点　小儿体格生长常用指标及其意义。

难点　小儿体格生长常用指标的计算和测量方法。

【常见考点】

第一节　生长发育规律及影响因素

考点一　小儿生长发育的规律

1.连续性与阶段性　一般年龄越小，发育越快。体重和身长在婴儿期增加很快，出现出生后第一个生长高峰；青春期生长速度又加快，出现第二个生长高峰。

2.各系统器官发育不平衡性　神经系统发育较早，生殖系统发育较晚。淋巴系统发育在儿童期迅速生长，于青春期前达到高峰，以后逐渐下降到成人水平。

3.生长发育的一般规律　生长发育遵循由上到下、由近到远、由粗到细、由简单到复杂、由低级到高级的顺序规律。

4.个体差异。

考点二　影响生长发育的因素

主要是遗传因素与环境因素。

第二节　体格生长

考点一　小儿体重测量、计算方法及意义

1.临床意义　体重是指身体各器官、系统及体液的总重量，是反映儿童营养状况及衡量体格生长的重要指标，也是临床计算给药量及补液量的重要依据。出生后第1周内，可出现暂时生理性体重下降，7~10天恢复。

2.估值和计算公式

表2-1 不同年龄阶段体重估值和计算公式

年龄阶段	体重
出生时	3kg
3个月	6kg（出生时2倍）
1岁	9kg（出生时3倍）
2岁	12kg（出生时4倍）
1~6个月	出生体重（kg）+月龄×0.7（kg）
7~12个月	6（kg）+月龄×0.25（kg）
2~12岁	年龄（岁）×2+8（kg）

3.测量方法　晨起空腹排便，脱去衣裤、鞋袜后进行称量。天气寒冷时或体温偏低婴儿，可以先带包被称量，再用所称体重减去衣被重量，计算时减除衣被的重量才准确。

考点二 小儿身高（长）计算方法及意义

1.临床意义　身高（长）是反映骨骼发育的重要指标。从头顶至耻骨联合上缘的长度称上部量；从耻骨联合上缘至足底的长度称下部量。新生儿上部量大于下部量，中点在脐上；2岁时中点在脐下；6岁时中点移至脐与耻骨联合上缘之间；12岁时上、下部量相等，中点在耻骨联合上缘。

2.估值和计算公式

表2-2 不同年龄阶段身高（长）估值和计算公式

年龄阶段	身高（长）
出生时	50cm
6个月	65cm
1岁	75cm
2岁	87cm
2~12岁	年龄（岁）×7+75（cm）

考点三 小儿头围的测量方法及意义

1.测量方法　头围是指自眉弓上缘经枕骨结节绕头一周的长度。正常新生儿出生时头围平均为34cm；1岁时约46cm；2岁时约48cm；5岁时约50cm；15岁时接近成人，为54~58cm。

2. 临床意义　是反映脑和颅骨发育的重要指标。头围测量在2岁以内最有价值，头围过小常提示脑发育不良，头围过大或增长过快则提示脑积水。

考点四 小儿胸围的测量方法及意义

1. 测量方法　胸围是自乳头下缘经肩胛下角绕胸一周的长度。出生时胸围小于头围，平均为32cm；1岁时胸围等于头围，平均为46cm；1岁以后到青春期，胸围大于头围，估算公式为：胸围＝头围＋年龄（岁）–1。

2. 临床意义　反映胸廓及肺的发育。

考点五 小儿上臂围的测量方法及意义

1. 测量方法　上臂围是指肩峰与尺骨鹰嘴连线中点水平绕上臂一周的长度。

2. 临床意义　上臂围可用于5岁以下儿童营养状况的普查。评估参考值为：>13.5cm为营养良好，12.5~13.5cm为营养中等，<12.5cm为营养不良。

考点六 前囟的测量方法和临床意义

1. 测量方法　前囟是由额骨与顶骨交界处形成的菱形间隙。测量对边中点连线的长度，出生时为1.5~2cm，于1~1.5岁闭合，最迟不超过2岁。

2. 临床意义　前囟早闭或过小见于小头畸形；晚闭或过大见于佝偻病、脑积水等；前囟饱满提示颅内压增高；前囟凹陷常见于脱水或极度消瘦患儿。

考点七 判断小儿长骨生长和骨化中心的计算方法

1. 判断长骨的生长，婴儿早期应摄膝部X线骨片，年长儿摄腕部X线骨片。

2. 腕部骨化中心的数目共10个，10岁时出全，1~9岁腕部骨化中心的数目约为其岁数加1。

考点八 牙齿的萌出和出齐时间

人有两副牙齿，即乳牙（共20个）和恒牙。乳牙一般于生后6个月（4~10个月）开始萌出，2~2.5岁出齐。2岁以内乳牙数目约等于月龄减4~6。

第三节　神经心理发育

考点 小儿运动、言语、智力发育发展过程

表2–3　小儿运动、言语、智力发育发展过程

年龄	粗细动作	语言	适应周围人和物的能力与行为
新生儿	无规律，不协调，紧握拳	能哭叫	听到铃声时全身活动减少
2个月	直立及俯卧位时能抬头	发出和谐的喉音	能微笑，有面部表情，眼随物转动

续表

年龄	粗细动作	语言	适应周围人和物的能力与行为
3个月	仰卧位变为侧卧位，用手摸东西	咿呀发音	头可随看到的物品或听到的声音转动180°，注意自己的手
4个月	扶着髋部时能坐，可在俯卧位时用两手支持抬起胸部，手能握持玩具	笑出声	抓面前物体，自己玩手，见食物表示喜悦，较有意识地哭笑
5个月	扶腋下能站直，两手各握一玩具	能喃喃地发出单调音节	伸手取物，能辨别人声，望镜中人笑
6个月	能独坐一会，用手摇玩具	发“不”“呐”等辅音	能认识熟人和陌生人，自拉衣服，自握足玩
7个月	会翻身，自己独坐很久，将玩具从一手换入另一手	能发“爸爸”“妈妈”等复音，但无意识	能听懂自己的名字，自握饼干吃
8个月	会爬、自己坐起来和躺下去、扶着栏杆站起来、拍手	重复大人所发简单音节	注意观察大人的行动，开始认识物体，两手会传递玩具
9个月	试独站，会从抽屉中取出玩具	能懂几个较复杂词句，如“再见”等	看见熟人会手伸出来要抱，能与人合作游戏
10~11个月	能独站片刻、扶椅或推车走几步、拇示指对指拿东西	开始用单词，一个单词表示很多意义	能模仿成人的动作，招手“再见”，抱奶瓶自食
12个月	独走，弯腰拾东西，会将圆圈套在木棍上	能叫出物品名字，如灯、碗，指出自己的手、眼	对人和事物有喜憎之分，穿衣能合作，用杯喝水
15个月	走得好，能蹲着玩，能叠一块方木	能说出几个词和自己的名字	能表示同意、不同意
18个月	能爬台阶，有目标地扔皮球	能认、指身体各部分	会表示大小便，懂命令，自己进食
2岁	能双脚跳，手的动作更准确，会用勺子吃饭	会说2~3字构成的句子	能完成简单的动作，如拾起地上的物品，能表达喜、怒、怕、懂
3岁	能跑、会骑三轮车，会洗手、洗脸，脱、穿简单衣服	能说短歌谣，数几个数	能认识画上东西及男女，自称“我”，表现自尊心、同情心，怕羞
4岁	能爬梯子，会穿鞋	能唱歌	能画人像，初步思考问题，记忆力强，好发问
5岁	能单腿跳，会系鞋带	开始识字	能分辨颜色，数10个数，知物品用途及性能
6~7岁	参加简单劳动，如扫地、擦桌子、剪纸、结绳等	能讲故事，开始写字	能数几十个数，可简单加减，喜独立自主，形成性格

【自测题】

【A1型题】

1. 下列小儿生长发育的规律，错误的是

A. 连续性

B. 阶段性

C. 各系统器官发育平衡性

D. 生长发育遵循一定的顺序规律

E. 个体差异

2. 不符合小儿生长发育规律的是

A. 由上到下

B. 由近到远

C. 由简单到复杂

D. 由低级到高级

E. 由细到粗

3. 小儿的第一个生长高峰是

A. 婴儿期

B. 幼儿期

C. 学龄前期

D. 学龄期

E. 青春期

4. 儿童的第二个生长高峰是

A. 婴儿期

B. 幼儿期

C. 学龄前期

D. 学龄期

E. 青春期

5. 对小儿生长发育不平衡性的描述，正确的是

A. 神经系统发育较晚

B. 生殖系统发育较早

C. 淋巴系统先快后回缩

D. 皮下脂肪在成年时才较发达

E. 肌肉组织则须到青春期发育才加快

6. 对小儿生长发育的规律的描述，正确的是

A. 先体积增大后功能成熟

B. 神经系统的发育相对较晚

C. 动作发育顺序是自上而下

D. 同年龄小儿发育指标相同

E. 出生一年后发育速度加快

7. 对小儿生长发育规律的描述，错误的是

A. 生长发育是一个连续的过程

B. 生长发育遵循一定的顺序

C. 生长发育由低级到高级

D. 各系统器官发育的速度一致

E. 有一定的个体差异性

8. 身高的增长受以下因素影响，但下列哪项除外

A. 遗传

B. 短期疾病及营养波动

C.内分泌　　D.宫内生长水平

E.长期营养摄入

9.衡量小儿营养状况最常用的指标是

A.体重　　B.身长

C.头围　　D.胸围

E.腹围

10.关于小儿测量体重的方法，不妥的是

A.空腹排大小便后　　B.进食后立即进行

C.宜选择在清晨　　D.测量前应校正磅秤为零点

E.只穿贴身衣裤，不穿鞋

11. 3个月小儿平均体重为

A. 6kg　　B. 7.5kg

C. 8.5kg　　D. 9.5kg

E. 10.5kg

12. 6个月小儿平均体重为

A. 6kg　　B. 7.2kg

C. 8kg　　D. 9kg

E. 10kg

13. 2岁小儿体重约为出生体重的多少倍

A. 2倍　　B. 3倍

C. 4倍　　D. 5倍

E. 6倍

14.生理性体重下降常发生在出生后

A. 10天内　　B. 1周内

C. 3天内　　D. 2周内

E. 3周内

15.关于小儿身高增长的规律，不正确的是

A.进入青春期躯干长得最快

B.第1年内躯干长的速度比头部慢

C.第1年头部增长的最快

D. 10~13岁时女孩的身高比同龄男孩高

E. 2~10岁期间每年身高平均增长5~7cm

16.关于对坐高的描述，错误的是

A.其意义和上部量相同　B.头顶至耻骨联合下缘的距离
C.代表脊柱和头颅的发育　D.3岁以下称顶臀长
E.随着年龄的增加所占身高的比例下降

17.新生儿出生时的平均身长为
A. 75cm　B. 85cm
C. 95cm　D. 105cm
E. 50cm

18. 1岁小儿的平均身长为
A. 75cm　B. 85cm
C. 95cm　D. 105cm
E. 50cm

19.小儿上部量与下部量相等的年龄是
A. 1岁　B. 2岁
C. 5岁　D. 6岁
E. 12岁

20.反映骨骼发育的重要指标是
A.体重　B.身长
C.头围　D.胸围
E.腹围

21.小儿头围与胸围大致相等的年龄是
A. 4个月　B. 6个月
C. 8个月　D. 10个月
E. 12个月

22.反映脑和颅骨发育的指标是
A.体重　B.身长
C.头围　D.胸围
E.腹围

23.新生儿的头围应为
A. 34cm　B. 40cm
C. 45cm　D. 48cm
E. 50cm

24.关于胸围的描述，以下哪项错误
A.出生时胸围值比头围值大

B.胸围是自乳头下缘经肩胛下角绕胸一周的长度

C.新生儿的胸廓是桶状

D. 1岁以后胸围值超过头围值的差数等于小儿的岁数减1

E.胸围的大小与肺发育、胸廓、皮下脂肪等的发育有关

25.关于对上臂围的描述，错误的是

A.用于2岁以下儿童营养状况普查

B. >13.5cm为营养良好

C. 12.5~13.5cm为营养中等

D. <12.5cm为营养不良

E.反映上臂骨骼、肌肉、皮下脂肪和皮肤的发育水平

26.判断小儿体格发育的主要指标是

A.体重、身长　　B.牙齿、囟门

C.运动发育水平　　D.语言发育水平

E.智力发育水平

27.前囟的正确测量方法是

A.对角顶点连线　　B.邻角顶点连线

C.对边中点连线　　D.周径长度

E.邻边中点连线

28.正常小儿前囟闭合的时间是

A. 6~8个月　　B. 10~12个月

C. 12~18个月　　D. 18~24个月

E. 24~30个月

29.对小儿前囟的描述，正确的是

A.早闭或过小见于佝偻病　　B.凹陷见于颅内压增高

C.少数小儿出生时已闭合　　D.出生时前囟大小约4cm × 3cm

E.饱满见于脑积水

30.前囟迟闭或过大见于下列哪种疾病

A.佝偻病　　B.小头畸形

C.呆小病　　D.脑积水

E.甲状腺功能亢进症

31.关于对脊柱发育的描述，不正确的是

A. 3个月左右抬头时出现颈椎前凸

B. 1岁以内脊柱增长快于四肢，1岁以后脊柱增长慢于四肢

C. 6个月后能坐时出现胸椎后凸

D. 开始行走时出现腰椎前凸

E. 脊椎3个自然弯曲出现后即被韧带固定

32. 在生长发育过程中，正常小儿乳牙出齐的时间是

A. 1~1.5岁　　B. 1.5~2岁

C. 2~2.5岁　　D. 2.5~3岁

E. 3~3.5岁

33. 小儿乳牙开始萌出的时间是

A. 4~10个月　　B. 2~8个月

C. 生后1个月　　D. 4~6个月

E. 12个月

34. 小儿乳牙萌出延迟指的是

A. 生后12个月乳牙未萌出　　B. 生后10个月乳牙未萌出

C. 生后6个月乳牙未萌出　　D. 生后9个月乳牙未萌出

E. 生后18个月乳牙未萌出

35. 正常3个月小儿动作发育应达到

A. 能抬头　　B. 能握持玩具

C. 会爬　　D. 能独坐

E. 扶腋下能站直

36. 下列小儿运动发育中哪项正常

A. 6个月抱起能竖头　　B. 8个月时稳坐且会爬

C. 10个月时会坐　　D. 12个月时能站立

E. 18个月时独立行走

37. 小儿开始独坐的年龄是

A. 3个月　　B. 6个月

C. 8个月　　D. 10个月

E. 12个月

38. 正常小儿能区别颜色的年龄是

A. 4岁　　B. 5岁

C. 2岁　　D. 1.5岁

E. 1岁

39. 小儿可以添加辅食、味觉发育的关键时期是

A. 4~5个月　　B. 4~6个月

C. 2~3个月　D. 6~8个月

E. 10个月

40. 小儿能有意识喊“爸爸”的最早年龄是

A. 6个月　B. 8个月

C. 10个月　D. 12个月

E. 18个月

41. 小儿脑和脊髓的发育，以下哪项错误

A. 新生儿脑重已达成人脑重的25%左右

B. 出生时的神经细胞数目已接近成人

C. 神经髓鞘的形成在6岁左右完成

D. 婴儿时期对外界各种刺激容易泛化

E. 脊髓下段的位置4岁时在第1腰椎水平

42. 关于小儿神经系统发育，哪项是错误的

A. 3~4个月前小儿肌张力较高，腱反射较强

B. 神经纤维髓鞘化约4岁时完成

C. 2岁以下小儿Kerning征为阳性，Barbinski征常为阳性

D. 脊髓下端在胎儿时位于第2腰椎下缘，4岁时上移至第1腰椎

E. 新生儿和婴儿腹壁反射和提睾反射不易引出

43. 神经纤维髓鞘化完成的年龄为

A. 2岁　B. 3岁

C. 4岁　D. 5岁

E. 6岁

44. 新生儿出生时已具有的神经反射，下列哪项不正确

A. 觅食反射　B. 吸吮反射

C. 握持反射　D. 拥抱反射

E. 膝反射

45. 婴儿出现听觉定向反应最早的时间为

A. 1个月　B. 2个月

C. 3~4个月　D. 5~6个月

E. 7个月

46. 关于儿童神经系统发育的描述，错误的是

A. 脑的发育最为迅速，出生时脑的重量约370g

B. 婴幼儿腰椎穿刺位置应偏低

C.新生儿出生时已具有先天性反射

D.新生儿原始反射于数月后自然消失

E. 2岁以下小儿Babinski征阳性，为病理现象

47.联合国儿童基金会推荐的儿童生长监测方法，正确的是

A. 3个月以内婴儿每月检测1次

B. 6~10个月婴儿每2个月检测1次

C. 1~2岁每季度检测1次

D. 3岁以后每年检测1次

E.尽可能地不使用同一磅秤

48.关于父母教育孩子的态度与孩子性格关系的描述，错误的是

A.父母民主则孩子善于与别人交往

B.父母严厉则孩子独立

C.父母溺爱则孩子任性、情绪不稳定

D.父母过于保护则孩子依赖、缺乏社交能力

E.父母意见分歧则孩子警惕性高、两面讨好、易说谎

【A2型题】

49.患儿，男，10个月。足月顺产，出生后体格发育落后。常有呼吸道感染，曾患三次肺炎。听诊闻及心脏杂音，甲状腺功能正常。父母非近亲结婚，无遗传病史。影响该患儿生长发育的主要因素是

A.遗传　　B.孕母情况

C.营养　　D.疾病

E.生长环境

50.某小儿，出生体重为3.5kg，现体重为7kg，按公式计算其月龄为

A. 3个月　　B. 5个月

C. 6个月　　D. 8个月

E. 10个月

51.某女婴开始认识母亲，见奶瓶表示喜悦，她的年龄是

A. 2个月　　B. 3个月

C. 4~5个月　　D. 6~7个月

E. 1~1.5岁

52.足月儿，发育正常，体重4.4kg，能抬头，其月龄应为

A. 1个月　　B. 2个月

C. 3个月　　D. 4个月

E. 5岁半

53. 正常小儿能用简单的语言表达自己需要的年龄是

A. 8~9个月　　B. 10~12个月

C. 1~1.5岁　　D. 1.5~2岁

E. 13岁

54. 患儿，男，1岁，因进食不佳来院检查，护士应首先为其检查

A. 前囟　　B. 体重

C. 坐高　　D. 牙齿

E. 头围

55. 某小儿，女，1岁。为其体格检查时测量头围46cm，其胸围应是

A. 34cm　　B. 40cm

C. 46cm　　D. 48cm

E. 50cm

56. 18个月小儿，生长发育正常，其乳牙的数目应为

A. 12个　　B. 10个

C. 8个　　D. 16个

E. 20个

57. 8个月女婴，提示其正常发育的运动特征是

A. 会抬头　　B. 会独坐

C. 会爬行　　D. 手握玩具

E. 独走

58. 健康小儿，身长105cm，体重18kg，其年龄约为

A. 3岁　　B. 4岁

C. 5岁　　D. 6岁

E. 7岁

59. 6岁小儿，生长发育良好，估算其体重约为

A.20kg　　B.16kg

C.12kg　　D.18kg

E.10kg

60. 8个月婴儿，体重6.5kg，身长65cm，头围44cm，能爬，肌张力正常，乳牙未萌出，应考虑

A. 小头畸形　　B. 营养不良

C. 发育正常　　D. 佝偻病

E.乳牙萌出延迟

61.正常小儿，身长115cm，体重21kg，身长的中点位于脐与耻骨联合上缘之间，尚未开始出恒牙，其可能的年龄是

A. 5岁　　B. 6岁

C. 7岁　　D. 8岁

E. 9岁

62.体重（kg）=年龄 ×2+8，此公式适用于

A. 1~6个月小儿　　B. 7~12个月小儿

C. 2~12岁小儿　　D. 13~15岁儿童

E. 18岁以上

63.2岁小儿头围经测量为52cm，应考虑下述哪种疾病

A.营养不良　　B.脑积水

C.脑发育不全　　D.佝偻病

E.呆小病

64.正常男孩，体重6kg，前囟1.5cm，出牙2颗，能翻身及喃喃发声，不能独坐，不会爬，最可能的月龄是

A. 2个月　　B. 4个月

C. 6个月　　D. 8个月

E. 10个月

65.正常男孩，体重18kg，身长105cm，头围50cm，其年龄为

A. 3岁　　B. 4岁

C. 5岁　　D. 6岁

E. 7岁

66. 4岁发育正常的小儿，其平均身高约为

A. 80cm　　B. 85cm

C. 90cm　　D. 110cm

E. 100cm

67.婴儿扶腋下能站直，能喃喃地发出单音节，两手各握一玩具，能伸手取物。该婴儿最可能的年龄为

A. 4个月　　B. 5个月

C. 7个月　　D. 9个月

E. 11个月

68.某小儿能够有意识模仿成人发音，能说“再见”，并叫出简单物品的名字，该婴

儿的月龄大约是

A. 5个月　　B. 6个月

C. 7个月　　D. 9个月

E. 12个月

69. 对3岁小儿的运动、言语、智力发育，描述错误的是

A. 会骑三轮车　　B. 会洗手、洗脸

C. 脱、穿简单衣服　　D. 会系鞋带

E. 会数几个数

70. 正常婴儿，体重4kg，前囟1.5cm×1.0cm，后囟0.2cm，头不能竖起，最可能的月龄为

A. 28天以内　　B. 1~2个月

C. 3个月　　D. 4个月

E. 5个月

71. 8个月的婴儿，头围38cm，前囟已闭，体重7kg，身长68cm，能抬头，不会坐，可考虑的诊断为

A. 营养不良　　B. 脑性瘫痪

C. 先天性甲状腺功能低下　　D. 头小畸形

E. 佝偻病

72. 患儿，女，体重9.2kg，身长75cm，头围46cm，胸围46cm，牙齿8个，其年龄约为

A. 8个月　　B. 10个月

C. 12个月　　D. 14个月

E. 16个月

73. 3岁儿童，身高95cm，体重14kg，牙齿20枚，腕部骨化中心4个，可考虑为

A. 肥胖症　　B. 佝偻病

C. 呆小病　　D. 正常

E. 营养不良

74. 患儿，女，4个月，来儿保门诊检查，可认为发育异常的情况是

A. 乳牙未萌出　　B. 头尚不能抬起

C. 拥抱反射消失　　D. 不能伸手取物

E. 前囟未闭，大小为1.5cm×2cm

75. 正常婴儿，体重7.2kg，能独坐一会儿，能用手摇玩具，能辨认陌生人和熟人，最可能的年龄是

A. 2个月　　B. 3个月
C. 4个月　　D. 5个月
E. 6个月

76. 患儿，男，2岁，神志清楚，二便正常。体格检查：头围48cm，胸围49cm，身长85cm，该患儿的体重是

A. 6kg　　B. 8kg
C. 10kg　　D. 12kg
E. 14kg

77. 患儿，男，8个月。体格、智力发育正常，此期婴儿心理发展的特征是

A. 能确认自我认同感　　B. 表现出明显的自主性
C. 与父母建立良好的依赖关系　　D. 有丰富的想象力及进取精神
E. 具有发展为勤奋的个性

78. 患儿，男，3岁，常向家长执意表达自己的需要，其心理发展特征是

A. 能克服自卑感　　B. 集体意识很强
C. 个性已经形成　　D. 有明显的自主性
E. 具有独立解决问题的能力

【A3/A4型题】

（79~80题共用题干）正常顺产女婴，4个月，母亲带其进行体格检查，生长发育良好。

79. 其抬头动作应该是

A. 俯卧位时鼻及口腔不能离开床面
B. 竖抱时不能抬头
C. 直抱时头勉强竖起，但左右前后晃动
D. 俯卧位时以肘支撑抬起头及胸部
E. 俯卧位时抬头两手支撑，并左右旋转头部

80. 其语言的能力有

A. 咿呀发音，能笑出声
B. 能发2个字的重复音节，如“爸爸”“妈妈”
C. 能发单音词，如“爸”“妈”
D. 只能哭喊，无其他语声
E. 只能哭喊，逗引不太会笑

（81~83题共用题干）4岁男孩，来院进行体格检查，心、肺正常，腹软。

81. 体格测量结果下列哪项不正常

A. 身高85cm　　B. 体重17kg

C. 头围49cm　　D. 胸围52cm

E. 上臂围13.5cm

82. 如果要拍摄X线片检查骨龄，首选以下哪个部位

A. 头部　　B. 膝关节

C. 腕部　　D. 足

E. 肩关节

83. 该男孩，腕部骨化中心出现的个数大约为

A. 4个　　B. 5个

C. 6个　　D. 7个

E. 8个

（84~87题共用题干）一位母亲带1岁的正常女孩进行体格检查。

84. 测得的头围应该是

A. 38cm　　B. 40cm

C. 46cm　　D. 48cm

E. 50cm

85. 其身长大约为

A. 60cm　　B. 65cm

C. 70cm　　D. 75cm

E. 80cm

86. 其体重大约为

A. 7kg　　B. 7~8kg

C. 9~10kg　　D. 11~12kg

E. 13~14kg

87. 如果做左手腕部X线摄片，可显示的骨化中心数最多为

A. 0个　　B. 2个

C. 4个　　D. 6个

E. 8个

（88~90题共用题干）患儿，男，4岁，体重16kg，身高98cm，智力发育正常，现上幼儿园。

88. 与该小儿生长发育不符的内容是

A. 求知欲强　　B. 能唱儿歌

C. 会穿鞋　　D. 会写字

E. 喜模仿

89. 此期发病率开始增高，应注意预防的疾病是

A. 婴幼儿腹泻　　B. 肺炎

C. 佝偻病　　D. 缺铁性贫血

E. 急性肾小球肾炎

90. 其乳牙应有

A. 12个　　B. 16个

C. 18个　　D. 20个

E. 22个

（华　莉）

第三章　小儿营养与喂养

【重点难点】

重点　小儿对能量的需要，母乳喂养的优点及护理，婴儿食物转换的原则。

难点　母乳喂养的优点。

【常见考点】

第一节　小儿能量与营养素的需要

考点　小儿能量与营养素的需要

1.能量的需要

（1）基础代谢　婴幼儿时期基础代谢所需的能量占总能量的50%~60%。

（2）食物的热力作用　婴儿食物的热力作用占总能量的7%~8%。

（3）生长发育所需　生长发育所需的能量是小儿时期特有的需要，婴儿期所需的能量占总能量的25%~30%。

（4）活动消耗　婴儿每天活动消耗的能量占总能量的15%~25%。

（5）排泄消耗　一般不超过总能量的10%。

一般婴儿所需总能量约110kcal/（kg・d）[460kJ/（kg・d）]，以后每增长3岁约减少10kcal/（kg・d）[42kJ/（kg・d）]。

2.营养素的需要

（1）碳水化合物　是供能的主要来源，供给的能量占总能量的55%~65%。

（2）脂类　供给的能量婴儿占总能量的35%~50%。

（3）蛋白质　供给的能量占总能量的8%~15%。

（4）维生素　维生素可分为脂溶性（维生素A、维生素D、维生素E、维生素K）和水溶性（B族维生素、维生素C）两大类。

（5）矿物质　小儿容易缺乏的矿物质主要是钙、铁、锌、碘。

（6）水　婴儿需水量约150ml/（kg・d），以后每增长3岁减少25ml/（kg・d）。

第二节　婴儿喂养

考点一　母乳的成分

1.初乳　产后4~5天内分泌的乳汁。分泌型IgA（SIgA）丰富，并含有丰富的维生素A、牛磺酸和矿物质，对新生儿的生长发育及抗感染能力非常重要。

2.过渡乳　产后5~14天分泌的乳汁。

3.成熟乳　产后14天~9个月分泌的乳汁。

4.晚乳　产后10个月以后分泌的乳汁；晚乳的量和营养成分都逐渐减少。

考点二　母乳喂养的优点

1.满足营养需求　母乳的营养价值高，易消化吸收：①母乳中蛋白质、脂肪、碳水化合物的比例适宜（1∶3∶6），吸收利用率高。②母乳中蛋白质以乳清蛋白为主，含有较多的必需氨基酸和牛磺酸，牛磺酸可促进神经系统和视网膜的发育。③母乳中脂肪含不饱和脂肪酸、必需脂肪酸、解脂酶，有利于脂肪的消化吸收。④母乳中乙型乳糖含量丰富，利于脑的发育，利于双歧杆菌、乳酸杆菌生长，可减少腹泻的发生。⑤母乳中矿物质含量低，钙磷比例适宜（2∶1）。

2.增强免疫能力　母乳中SIgA、乳铁蛋白、巨噬细胞、溶菌酶、双歧因子等，可增强婴儿的免疫能力。

3.促进心理发育

4.哺喂经济、方便、安全

考点三　母乳喂养的护理

1.开奶时间　新生儿应在产后15分钟至2小时内尽早开奶。

2.注意事项　2个月内的婴儿应按需哺乳；两侧乳房先后交替进行哺乳；哺乳时应防止乳房阻塞婴儿鼻部，导致窒息；每次哺乳时间15~20分钟，哺乳后应将婴儿竖抱，轻拍其背部然后将婴儿置于右侧卧位。

3.哺乳禁忌　乳母感染HIV、患有严重疾病如慢性肾炎、恶性肿瘤、糖尿病、精神病、癫痫或心功能不全等应停止哺乳。

4.断乳　婴儿生后4~6个月开始引入半固体食物，一般于10~12个月可完全断乳，遇夏季炎热或婴儿体弱多病而乳母体质好、泌乳量仍旺盛时，可适当推迟断乳时间。

考点四　常用乳品的特点及牛乳的配制方法

1.断离母乳时选择　一般人工喂养和婴儿断离母乳时应首选配方奶粉。

2.牛乳的特点　①蛋白质以酪蛋白为主，不易消化；②含饱和脂肪酸多；③乳糖含量低，且以甲型乳糖为主；④矿物质较多，钙、铁的吸收率比较低；⑤缺乏各种免疫因子。

3. 牛乳的改造　①稀释；②加糖；③煮沸。

4. 羊乳特点　羊乳中含叶酸少，长期单纯羊乳喂养易引起营养性巨幼细胞贫血。

5. 乳量估算　4~6个月内婴儿全牛乳喂养时，应需8%糖牛乳110ml/（kg·d）。除牛乳外另需补充水分为40ml/（kg·d）。

考点五　婴儿食物转换

1. 食物转换的原则　一般于4~6个月开始引入食物。引入食物时应遵循以下原则：①由少到多；②由稀到稠；③由细到粗；④由一种到多种，循序渐进；⑤注意进食技能培养；⑥每添加一种新食物均应在婴儿健康时进行，并根据婴儿的消化情况而定。

2. 转乳期食物又称辅助食品，食物引入的顺序为4~6个月泥状食物，7~9个月末状食物，10~12个月软碎食物。

【自测题】

【A1型题】

1. 婴儿生长发育所需能量占总需能量的

A. 15%~25%　B. 25%~30%
C. 35%~40%　D. 45%~50%
E. 55%~60%

2. 小儿能量需要中，占比例最多的是

A. 消化吸收食物所需　B. 生长发育所需
C. 基础代谢所需　D. 活动所需
E. 排泄损失

3. 下列营养素中产热量最高的是

A. 碳水化合物　B. 蛋白质
C. 脂肪　D. 维生素
E. 矿物质

4. 以下哪种不是脂溶性维生素

A. 维生素D　B. 维生素A
C. 维生素E　D. 维生素K
E. 维生素C

5. 供给能量的主要营养素是

A.碳水化合物　　B.蛋白质

C.脂肪　　D.维生素

E.矿物质

6.对能量的需要下列哪项是小儿特有的

A.基础代谢需要　　B.食物的特殊动力作用

C.生长发育需要　　D.活动需要

E.排泄损失

7.小儿能量与营养素需要的特点中错误的是

A.婴幼儿时期基础代谢所需能量相对较高

B.年龄越小，所需的能量越多

C.婴儿期食物特殊动力作用所需能量较年长儿多

D.年龄越小，活动所需的能量越多

E.排泄损失的能量指未被消化吸收而排出体外的食物

8.正常健康婴儿，每日每千克需要能量

A. 377kJ　　B. 418kJ

C. 439kJ　　D. 460kJ

E. 502kJ

9.婴儿期合理膳食中蛋白质、脂肪、糖类供能比例应是

A.蛋白质15%，脂肪50%，糖类35%

B.蛋白质35%，脂肪15%，糖类50%

C.蛋白质50%，脂肪35%，糖类15%

D.蛋白质35%，脂肪50%，糖类15%

E.蛋白质15%，脂肪35%，糖类50%

10.正常健康婴儿，每日需水量是

A. 100ml/kg　　B. 110ml/kg

C. 120mlkg　　D. 150ml/kg

E. 160ml/kg

11.儿童能量代谢与成人的主要不同点是

A.儿童基础代谢所需能量少，活动所需能量多

B.儿童基础代谢所需能量少，尚有生长发育需要能量

C.儿童基础代谢所需能量多，尚有生长发育需要能量

D.儿童排泄损失能量较多，尚有生长发育需要能量

E.儿童排泄损失能量较少，活动所需能量较多

12. 一般小儿所需总能量每增长3岁约减少

A. 5kcal/（kg·d） B. 8kcal/（kg·d）

C. 10kcal/（kg·d） D. 15kcal/（kg·d）

E. 20kcal/（kg·d）

13. 计算小儿能量需要时，应参考的指标是小儿的

A. 身长 B. 胸围

C. 头围 D. 体重

E. 坐高

14. 下列属于微量元素的是

A. 钙 B. 磷

C. 镁 D. 钾

E. 铁

15. 下列不是母乳喂养优点的是

A. 蛋白质、糖、脂肪比例适当 B. 含消化酶较多

C. 乳糖量较多 D. 含饱和脂肪酸多

E. 钙磷比例适当

16. 母乳喂养可促进婴儿肠道生长的细菌是

A. 肺炎链球菌 B. 乳酸杆菌

C. 葡萄球菌 D. 大肠埃希菌

E. 空肠弯曲菌

17. 母乳中可增进小儿免疫功能的成分是

A. 乳酪蛋白 B. 不饱和脂肪酸

C. 甲型乳糖 D. 乳脂酶

E. 乳铁蛋白

18. 下列哪项不是母乳的优点

A. 含酪蛋白多 B. 含不饱和脂肪酸多

C. 含乙型乳糖多 D. 含有脂肪酶

E. 钙磷比例适宜

19. 长期单纯羊乳喂养，小儿可发生

A. 低血糖症 B. 佝偻病

C. 夜盲症 D. 风湿病

E. 营养性巨幼细胞贫血

20. 母乳中蛋白质、脂肪和糖的比例是

A. 3 ∶ 1 ∶ 6　　B. 1 ∶ 6 ∶ 3
C. 6 ∶ 3 ∶ 1　　D. 1 ∶ 3 ∶ 6
E. 6 ∶ 1 ∶ 3

21. 初乳是
A. 产后4~5天内分泌的乳汁　　B. 产后5~14天分泌的乳汁
C. 产后14天~9个月分泌的乳汁　　D. 产后10~12个月分泌的乳汁
E. 产后13~18个月分泌的乳汁

22. 过渡乳是
A. 产后4~5天内分泌的乳汁　　B. 产后5~14天分泌的乳汁
C. 产后14天~9个月分泌的乳汁　　D. 产后10~12个月分泌的乳汁
E. 产后13~18个月分泌的乳汁

23. 成熟乳是
A. 产后4~5天内分泌的乳汁　　B. 产后5~14天分泌的乳汁
C. 产后14天~9个月分泌的乳汁　　D. 产后10~12个月分泌的乳汁
E. 产后13~18个月分泌的乳汁

24. 母乳有增强婴儿免疫力的作用，所含的免疫球蛋白是
A. IgG　　B. SIgA
C. IgM　　D. IgE
E. IgD

25. 6个月以内小儿最理想的食品是
A. 母乳　　B. 牛乳
C. 羊乳　　D. 全脂奶粉
E. 米粉

26. 初乳的特点是
A. 分泌量较多　　B. 脂肪含量较多
C. 免疫球蛋白含量多　　D. 蛋白质含量少
E. 缺乏矿物质

27. 初乳适合于新生儿的主要原因是
A. 乳清蛋白多　　B. 不饱和脂肪酸多
C. SIgA丰富　　D. 铁含量高
E. 钙磷比例适宜

28. 母乳喂养的优点以下错误的是
A. 满足营养需要　　B. 增强抗病能力

C.补充足够的维生素D D.促进心理发育

E.哺喂经济方便

29.母乳喂养的优点是

A.含饱和脂肪酸多 B.含矿物质多

C.含甲型乳糖多 D.含酪蛋白多

E.免疫物质丰富

30.母乳与牛奶相比其优点是

A.蛋白质多 B.乳糖少

C.矿物质多 D.脂肪酶多

E.饱和脂肪酸多

31.与母乳增强免疫力无关的一项是

A.分泌型IgA B.乳铁蛋白

C.双歧因子 D.免疫细胞

E.酪蛋白

32.母乳中钙磷的比例是

A.1∶1 B.2∶1

C.3∶1 D.1∶2

E.1∶3

33.不属于牛乳特点的一项是

A.蛋白质含量多，且以酪蛋白为主

B.铁含量低，且吸收率低

C.乳糖含量多于母乳，且以甲型乳糖为主

D.钙磷比例为1∶1

E.含饱和脂肪酸较多，脂肪颗粒大

34.正常足月儿出生后开奶的时间是

A.出生后即可 B.生后1~2小时

C.生后3~4小时 D.生后6小时

E.生后12小时

35.为了提高母乳喂养率，胎儿娩出后应

A.尽早哺乳 B. 2~4小时后哺乳

C. 5~6小时后哺乳 D. 24小时后哺乳

E. 3天后哺乳

36.母乳喂养婴儿佝偻病患病率低，主要是因为母乳中

A. 维生素D含量高　　B. 含钙多
C. 含磷多　　D. 钙磷比例适宜
E. 矿物质含量多

37. 下列母乳喂养方法中不正确的是
A. 生后半小时内开始喂奶　　B. 坚持按需哺乳
C. 每次喂奶时间不超过10分钟　　D. 每次吸空一侧再吸另一侧
E. 哺乳结束后抱起婴儿轻拍其背部

38. 初乳的特点不包括
A. 维生素A较多　　B. 质稀、量多
C. 含脂肪少　　D. 免疫物质多
E. 牛磺酸丰富

39. 婴儿母乳喂养错误的是
A. 每次应将一侧乳房吸空　　B. 按需哺乳
C. 严格按每3小时喂一次奶　　D. 每次哺乳以吃饱为准
E. 正常足月新生儿出生后30分钟内吸吮母亲乳头

40. 我国要求4个月内婴儿纯母乳喂养率达到
A. 65%　　B. 70%
C. 75%　　D. 80%
E. 85%

41. 正常婴儿完全断乳的年龄是
A. 4~6个月　　B. 7~9个月
C. 10~12个月　　D. 12~15个月
E. 15~18个月

42. 小儿断奶的时间最迟不超过
A. 10个月　　B. 12个月
C. 16个月　　D. 18个月
E. 20个月

43. 下列关于母乳喂养的护理措施中正确的是
A. 生后2小时开始喂奶　　B. 新生儿定时喂奶
C. 3个月后夜间停止喂奶　　D. 每次哺乳15~20分钟
E. 每天喂奶8~10次

44. 下列关于母乳喂养的方法中，不正确的是
A. 母亲一般采用坐位

B. 孩子斜卧位
C. 先换婴儿尿布，再洗母亲双手
D. 将乳头放入婴儿口中吸吮
E. 哺乳完毕将小儿竖抱轻拍其背部

45. 下列婴儿喂养方法中，哪一项是错误的
A. 最好选母乳，因其含优质蛋白和乳糖，钙磷比例合适
B. 生后4~6个月添加辅食，10~12个月断乳
C. 饮食中糖、脂肪、蛋白质各提供总热量的50%、35%、15%
D. 配方奶粉可以代替母乳
E. 婴儿每日热量需要量是460kJ/kg，水150ml/kg

46. 生后最初1~2月婴儿喂养的原则是
A. 按需喂哺　　B. 按时喂哺
C. 按量喂哺　　D. 定点喂哺
E. 随意喂哺

47. 人工喂养儿最常用的乳品是
A. 牛乳　　B. 羊乳
C. 马乳　　D. 米粉
E. 豆浆

48. 母乳喂养的婴儿每日需蛋白质的量为
A. 2g/kg　　B. 3.5 g/kg
C. 6g/kg　　D. 8g/kg
E. 10g/kg

49. 婴儿每日需糖量为
A. 12g/kg　　B. 8~10g/kg
C. 4~6g/kg　　D. 6~8g/kg
E. 12~14g/kg

50. 将牛奶稀释的主要目的是
A. 调整热量　　B. 降低脂肪浓度
C. 降低酪蛋白浓度　　D. 调整钙磷比例
E. 降低乳糖的浓度

51. 生后1~2周采用牛乳喂养的新生儿其鲜牛乳与水稀释的比例应是
A. 1：1　　B. 2：1
C. 3：1　　D. 4：1

E. 1∶2

52. 哺乳的注意事项中，以下哪项错误

A. 哺乳时应防止乳房阻塞婴儿鼻部

B. 乳母应有规律的生活，加强营养

C. 乳母应始终保持愉快的心情

D. 妊娠晚期应经常用湿毛巾擦洗乳头，使乳头能耐受吸吮

E. 哺乳时有乳房胀痛时应立即停止哺乳并冷敷

53. 羊乳致命的缺点是

A. 蛋白质含量多，且以酪蛋白为主

B. 含饱和脂肪酸较多，而脂肪颗粒大

C. 乳糖含量低于母乳，且以甲型乳糖为主

D. 钙磷比例为1∶1

E. 叶酸和维生素B_{12}含量低

54. 下列关于人工喂养的护理措施中不正确的是

A. 配制乳汁时，注意浓度和量　　B. 乳汁温度与体温相近

C. 喂奶时，乳汁应充满奶头　　D. 食具定期消毒

E. 奶头孔的大小以奶瓶倒置时呈直线流出为宜

55. 小儿添加辅食最主要的目的是

A. 为断乳做好准备　　B. 补充乳类营养的不足

C. 促进智力的发育　　D. 促进情绪的发育

E. 培养自理能力

56. 正常婴儿开始添加辅助食品的年龄是

A. 1~3个月　　B. 4~6个月

C. 7~9个月　　D. 10~12个月

E. 出生后第二年

57. 婴儿开始添加蛋黄的月龄是

A. 1~2个月　　B. 2~3个月

C. 4~6个月　　D. 7~9个月

E. 10~12个月

58. 婴儿为了补充铁剂，最早需要添加的辅食是

A. 新鲜水果　　B. 蔬菜

C. 粥　　D. 蛋黄

E. 牛奶

59. 婴儿开始添加淀粉类食物的月龄是

A. 2个月　　B. 3个月

C. 4个月　　D. 5个月

E. 6个月

60. 为利于牙齿的发育小儿添加固体食物（如饼干、馒头）的月龄是

A. 3个月起　　B. 6个月起

C. 7个月起　　D. 10个月起

E. 12个月起

61. 一般人工喂养时应首选

A. 配方奶粉　　B. 米糊

C. 鲜牛奶　　D. 豆浆

E. 酸奶

62. 1个月左右的婴儿可以添加的辅食是

A. 果汁　　B. 米糊

C. 蛋黄　　D. 菜泥

E. 肉末

63. 开始给小儿添加鱼肝油的时间是

A. 生后即给予　　B. 出生2~4周

C. 1~3个月　　D. 4~6个月

E. 7~9个月

64. 母亲喂养的禁忌是

A. 乙型肝炎　　B. 侏儒症

C. 轻度先天性心脏病　　D. 胆囊结石

E. HIV感染

65. 4~6个月年龄的婴儿应该添加的辅食是

A. 汉堡　　B. 鱼泥

C. 肉末　　D. 馄饨

E. 果汁

66. 7~9个月年龄的婴儿应该添加的辅食是

A. 汉堡　　B. 鱼泥

C. 肉末　　D. 馄饨

E. 果汁

67. 10~12个月年龄的婴儿应该添加的辅食是

A.汉堡　　B.鱼泥

C.肉末　　D.馄饨

E.果汁

68.下列辅食添加的原则中错误的是

A.循序渐进　　B.由少到多

C.由稀到稠　　D.由粗到细

E.由一种到多种

69.辅食添加的原则不正确的是

A.从少到多　　B.由稀到稠

C.从细到粗　　D.可同时添加几种食物

E.应在婴儿消化功能正常时添加

【A2型题】

70.女婴，4个月，足月儿，体检指标正常，此月龄最适合添加的辅食是

A.鱼肝油　　B.饼干

C.粥　　D.烂面

E.菜泥

71.某胎龄35周早产儿，生后32天。冬天出生，母乳喂养。体重已由出生时2.0kg增加到3.0kg。现在可以添加的辅食和添加的目的是

A.米汤，以补充热量　　B.菜汤，以补充矿物质

C.软面条，以保护消化道　　D.蛋黄，以补充铁

E.鱼肝油，以补充维生素D

72.正常婴儿，体重5kg，每日所需8%糖牛奶量为

A. 200~250ml　　B. 300~350ml

C. 400~450ml　　D. 500~550ml

E. 600~650ml

73. 7个月小儿可以选择的辅食是

A.果汁和鱼肝油　　B.肉末和饼干

B.鱼泥和蛋黄　　D.碎肉和软饭

E.带馅的食品

74.患儿，女，2个月，因哺乳后发生呛咳，此时首先采取的护理措施是

A.竖抱患儿并拍背　　B.应用抗生素

C.胸部X线检查　　D.插胃管哺乳

E.物理降温

【A3/A4型题】

（75~78题共用题干）足月新生儿，出生体重2850g，身长48cm，面色红润，哭声响亮，吸吮有力。

75. 该新生儿的开乳时间是

A. 生后即可喂母乳　　B. 生后6小时喂母乳

C. 生后12小时喂母乳　　D. 生后18小时喂母乳

E. 生后24小时喂母乳

76. 母亲授乳时应取的体位最好是

A. 平卧　　B. 坐位

C. 右侧卧位　　D. 左侧卧位

E. 立位

77. 哺乳结束后竖抱婴儿，轻拍其背部的目的是

A. 增强食欲　　B. 预防感染

D. 安慰婴儿　　C. 防止溢奶

E. 促进断乳

78. 喂奶后婴儿采取的体位是

A. 左侧卧位　　B. 右侧卧位

C. 平卧位　　D. 俯卧位

E. 坐位

（79~81题共用题干）健康小儿，4个月，体重6kg，人工喂养。

79. 该小儿每日需喂牛乳总量为

A. 440ml　　B. 550ml

C. 660ml　　D. 880ml

E. 770ml

80. 需要加糖的量为

A. 38g　　B. 45g

C. 53g　　D. 60g

E. 65g

81. 除牛乳外，每日需另外补水量为

A. 100ml　　B. 240mnl

C. 360ml　　D. 180ml

E. 150ml

（闭晓丽）

第四章　儿童保健

【重点难点】

重点　各年龄期儿童的保健；计划免疫。

难点　计划免疫。

【常见考点】

第一节　各年龄期小儿保健及特点

考点　各年龄期儿童保健重点

1.胎儿期保健　胎儿期保健的重点是孕母的保健，尤其是产前保健；包括预防遗传性疾病和先天性畸形、保证充足营养、给予良好的生活环境和预防早产。

2.新生儿期保健　新生儿期保健重点在生后1周内。包括出生时护理、新生儿居家保健、新生儿疾病筛查、新生儿家庭访视。

3.婴儿期保健　婴儿期保健重点是合理喂养、日常护理、早期教育及预防疾病及意外。

4.幼儿期保健　幼儿期保健重点是日常护理、口腔保健、早期教育和预防疾病及意外。

5.学龄前期保健　学龄前期保健重点是日常护理、早期教育、能力培养和预防疾病及意外。

6.学龄期保健　学龄期保健重点是日常护理、体格锻炼、预防疾病及意外。

7.青春期保健　青春期保健重点是供给充足的营养、培养良好习惯、性健康教育、预防疾病及意外。

第三节　计划免疫

考点一　计划免疫的概念

计划免疫是根据儿童的免疫特点和传染病发生的情况制定的免疫程序，是有计划、有目的地将生物制品接种到儿童群体中，以提高儿童的免疫水平，从而达到预防、控制和消灭传染病的目的。其中，预防接种是计划免疫的核心。计划免疫包括主动免疫和被动免疫。

考点二　计划免疫程序

根据我国卫生部2008年颁布的《扩大国家免疫规划实施方案》，要求1岁以内儿童必须完成乙肝疫苗、卡介苗、脊髓灰质炎疫苗、百白破疫苗、麻疹疫苗、流脑疫苗、乙脑疫苗的接种，儿童计划免疫程序见表4-1。

表4-1　儿童计划免疫程序表

预防疾病	结核病	乙型肝炎	脊髓灰质炎	百日咳、白喉、破伤风	麻疹	流行性乙型脑炎	流行性脑脊髓膜炎
免疫原	卡介苗	乙肝疫苗	脊髓灰质炎减毒活疫苗糖丸	百日咳灭活菌苗、白喉类毒素、破伤风类毒素混合制剂	麻疹减毒活疫苗	乙脑减毒活疫苗	A群流脑疫苗
初种次数	1	3	3	3	1	1	2
初种年龄	生后2~3天	出生时，1个月，6个月	2、3、4个月	3、4、5个月	8个月以上易感儿	8个月	6~18个月
接种方法	皮内注射	肌内注射	口服	肌内注射	皮下注射	皮下注射	皮下注射
接种部位	上臂三角肌上缘	上臂三角肌		上臂外侧三角肌	上臂外侧三角肌下缘	上臂外侧三角肌下缘	上臂外侧三角肌下缘

考点三　预防接种注意事项

1. 接种准备　一人一副无菌注射器，以免交叉感染；用皮肤消毒剂消毒皮肤，待干后注射；接种活疫苗时，只用75%乙醇消毒；抽吸后剩余药液超过2小时不能再用，接种后剩余活菌苗应烧毁。

2. 严格执行免疫程序　一般接种活疫苗后需间隔4周、接种死疫苗后需间隔2周再接种其他活疫苗或死疫苗。

【自测题】

【A1型题】

1. 1岁婴儿每天需要的睡眠时间是

A. 8小时　　B. 8~12小时

C. 12~15小时　　D. 15~16小时

E. 16~18小时

2. 婴儿期小儿的特点是

A. 代谢率低　　B. 语言发育快

C. 运动功能发育慢　　D. 神经系统发育快

E. 特异性免疫能力强

3. 应该实行早期教育，开发智力，培养良好生活习惯的时期是

A. 新生儿期　　B. 幼儿期

C. 胎儿期　　D. 学龄期

E. 青春期

4. 训练婴儿良好的睡眠习惯应避免

A. 创造安静的环境　　B. 定时睡眠

C. 拍、摇入睡　　D. 睡衣宽松

E. 睡前入厕

5. 幼儿期小儿的特点是

A. 体格发育较快　　B. 语言发育较快

C. 免疫力较强　　D. 饮食以乳类为主

E. 开始出现免疫性疾病

6. 幼儿期保健的重点是

A. 保暖及预防感染　　B. 定期进行家访

C. 预防意外发生　　D. 预防近视发生

E. 培养良好的品德

7. 不属于新生儿家庭访视内容的是

A. 新生儿预防接种　　B. 指导喂养及日常护理

C. 新生儿体格检查　　D. 观察新生儿一般状况

E. 询问新生儿出生情况

8. 下列哪个时期是儿童性格形成的关键时期

A. 新生儿期　　B. 婴儿期

C. 学龄期　　D. 学龄前期

E. 青春期

9. 不属于青春期保健重点的是

A. 合理营养　　B. 健康教育

C. 预防意外　　D. 计划免疫

E. 法制教育

10.学龄期保健的重点是

A.预防孕母各种感染和接触有害物质

B.重视早期教育和培养能力

C.合理喂养、培养良好习惯和计划免疫

D.加强护理、保暖、喂养

E.保证充足营养，加强体格锻炼和品德教育

11.学龄前期的特点是

A.免疫力仍低下

B.体格发育较快

C.开始出现逆反表现

D.求知欲较强

E.传染性疾病发生率高

12.儿童免疫性疾病增多的年龄期是

A.新生儿期

B.婴儿期

C.幼儿期

D.学龄前期

E.学龄期

13.儿童生理及心理发生巨大变化的年龄期是

A.婴儿期

B.幼儿期

C.学龄前期

D.学龄期

E.青春期

14. 1~3个月婴儿最常见的意外伤害是

A.关节脱位

B.食物中毒

C.烫伤

D.溺水

E.窒息

15.按计划免疫程序4个月小儿应接种

A.流脑疫苗

B.乙脑疫苗

C.卡介苗

D.脊髓灰质炎疫苗

E.乙肝疫苗

16.按计划免疫程序6个月小儿应接种

A.百白破混合制剂

B.乙脑疫苗

C.乙肝疫苗

D.麻疹疫苗

E.卡介苗

17.麻疹疫苗初种的年龄是

A.初生

B. 2个月内

C. 3个月以上

D. 4~6个月

E. 8个月以上

18. 新生儿期应给予接种的是

A. 白百破联合制剂　　B. 脊髓灰质炎疫苗

C. 麻疹疫苗　　D. 乙脑疫苗

E. 卡介苗

19. 正常情况下，第二次乙肝疫苗注射与第三次注射间隔时间

A. 1个月　　B. 2个月

C. 3个月　　D. 4个月

E. 5个月

20. 在小儿计划免疫中不属于基础免疫制品的是

A. 卡介苗　　B. 百白破联合制剂

C. 脊髓灰质炎疫苗　　D. 麻疹疫苗

E. 流感疫苗

21. 新生儿第一次接种乙肝疫苗在出生后

A. 8小时内　　B. 10小时内

C. 12小时内　　D. 24小时内

E. 48小时内

22. 属于被动免疫的措施是

A. 口服脊髓灰质炎疫苗　　B. 注射卡介苗

C. 注射丙种球蛋白　　D. 注射麻疹疫苗

E. 注射百、白、破三联疫苗

23. 预防结核病最有效的方法是

A. 隔离患者　　B. 接种卡介苗

C. 口服抗结核药物　　D. 禁止随地吐痰

E. OT试验

24. 小儿第一次口服脊髓灰质炎疫苗的时间为

A. 初生　　B. 生后1个月

C. 生后2个月　　D. 生后4~6个月

E. 生后8~12个月

25. 关于接种脊髓灰质炎疫苗正确的方法是

A. 接种对象是新生儿　　B. 基础免疫共1次

C. 用热水送服　　D. 需要加强

E. 无特殊反应

26. 我国1岁以内的小儿必须预防接种的疫苗是

A. 麻疹疫苗　　B. 流感疫苗

C. 霍乱疫苗　　D. 天花疫苗

E. 风疹疫苗

27. 婴儿期预防接种正确的方法是

A. 3~4个月接种卡介苗　　B. 2个月开始口服脊髓灰质炎疫苗

C. 4~5个月注射麻疹疫苗　　D. 8~10个月注射乙肝疫苗

E. 1岁注射白百破疫苗

28. 不属于预防接种禁忌证的是

A. 免疫功能缺陷者　　B. 有明确过敏史者

C. 急性传染病患者　　D. 先天性心脏病患者

E. 湿疹皮肤病患者

29. 脊髓灰质炎糖丸疫苗的正确服用方法是

A. 热水送服　　B. 母乳送服

C. 冷开水送服　　D. 冷饮料送服

E. 可与食物一起服用

30. 属于疫苗接种异常反应的是

A. 心因性反应　　B. 偶合反应

C. 原有疾病加重　　D. 一般反应

E. 变态反应

31. 接种卡介苗时，护士常选用的注射部位是

A. 背部　　B. 腹部

C. 大腿前侧　　D. 大腿外侧

E. 三角肌下缘

32. 卡介苗的接种方法是

A. 皮内注射　　B. 皮下注射

C. 肌内注射　　D. 静脉注射

E. 口服

33. 百白破三联疫苗的接种方法是

A. 皮内注射　　B. 皮下注射

C. 肌内注射　　D. 静脉注射

E. 口服

34. 麻疹减毒活疫苗的接种方法是

A. 皮内注射　　B. 皮下注射
C. 肌内注射　　D. 静脉注射
E. 口服

【A2型题】

35. 小儿，男，8个月。护士为该小儿接种麻疹疫苗。接种前，护士所做的准备工作应除外
A. 做好小儿和家长的解释工作　　B. 消除紧张、恐惧心理
C. 检查接种场所的环境准备　　D. 取得小儿及家长的合作
E. 待小儿不适时再准备急救物品

36. 小儿，女，1岁。接种疫苗后即刻出现晕针，护士采取的措施应除外
A. 大声喊叫　　B. 头稍低
C. 饮少量热开水　　D. 针刺人中穴
E. 平卧位

37. 婴儿，女，生后6天。已完成乙肝疫苗第一次接种。家长应携带患儿在第一次疫苗注射后多久进行第二次接种
A. 2个月　　B. 3个月
C. 1个月　　D. 4个月
E. 5个月

38. 5个月婴儿，生长发育良好，母乳喂养，一直按照预防接种程序进行接种，那么他现在还有哪项疫苗没有接种过
A. 卡介苗　　B. 脊髓灰质炎减毒活疫苗
C. 麻疹减毒活疫苗　　D. 百白破混合疫苗
E. 乙肝疫苗

39. 女婴，3个月。上午接种百、白、破三联混合制剂，当晚体温升至38.5℃，并伴有呕吐、腹泻等全身不适反应。此时应采取的措施是
A. 局部热敷　　B. 休息、饮水
C. 氧气吸入　　D. 注射肾上腺素
E. 服用抗组胺类药物

40. 某小儿接种麻疹减毒活疫苗后，上臂外侧出现红、肿、热、痛，并伴淋巴结肿大，直径在1cm以上，属于
A. 疫苗接种后局部反应　　B. 接种后全身反应
C. 接种后局部弱反应　　D. 接种后局部强反应
E. 接种后局部中等反应

41. 4岁小儿，7天前注射了丙种球蛋白，现儿保门诊通知要进行预防接种，该儿童不能接种的是

A. 乙脑疫苗　　B. 甲肝疫苗

C. 霍乱疫苗　　D. 百白破疫苗

E. 脊髓灰质炎疫苗

42. 一位8岁儿童的母亲询问护士，复种卡介苗前，应做的特异性试验是

A. PPD试验　　B. 卡介苗试验

C. 链霉素皮试　　D. 利福平治疗试验

E. 以上都不是

43. 患儿，女，4岁，平素体健，接种疫苗30分钟后，面色苍白，四肢湿冷，脉细数，呼吸困难。此时应采取的最关键措施是

A. 静脉注射1：1000肾上腺素　　B. 保暖

C. 饮糖水　　D. 保持安静

E. 平卧位

44. 某医院预防保健科护士在执行流感疫苗接种操作前，发现部分疫苗出现浑浊现象。护士应采取的措施是

A. 就地销毁，记录经过　　B. 停止接种，报疾控中心

C. 先接种疫苗，再报医院处理　　D. 先接种疫苗，报疾控中心

E. 停止接种，报告医院相关部门处理

45. 小儿，男，5岁。由家长带到预防保健科接种流感疫苗。接种前，护士应特别注意向家长询问小儿哪项近况

A. 饮食情况　　B. 发热情况

C. 小便情况　　D. 大便情况

E. 睡眠情况

【A3/A4型题】

（46~49题共用题干）社区护士对健康新生儿进行家庭访视，应告诉新生儿的母亲

46. 新生儿室的温、湿度应分别保持在

A. 18~20℃，55%~65%　　B. 20~22℃，50%~60%

C. 22~24℃，55%~65%　　D. 24~26℃，55%~65%

E. 22~24℃，50%~60%

47. 在生后第一个月内护士应该对新生儿进行家访的次数是

A. 1次　　B. 1~2次

C. 2~3次　　D. 4次

E. 5次

48. 对意外事故应重点避免

A. 玩锐利器　　B. 喂奶后窒息

C. 坠床　　D. 开水烫伤

E. 互相打闹

49. 应使家长了解新生儿已接种的疫苗是

A. 麻疹减毒活疫苗　　B. 脊髓灰质炎减毒活疫苗

C. 百白破混合疫苗　　D. 乙肝疫苗

E. 乙型脑炎疫苗

（50~53题共用题干）小孩，女，3个月。母亲带其去儿童保健门诊接种百白破混合制剂。

50. 接种前，护士询问的内容不包括

A. 家族史　　B. 疾病史

C. 过敏史　　D. 目前健康状况

E. 接种史

51. 接种结束后，错误的健康指导是

A. 可以立即回家　　B. 多饮水

C. 多休息　　D. 饮食不需忌口

E. 观察接种后反应

52. 接种结束后，小儿出现烦躁不安、面色苍白、四肢湿冷、脉搏细速等症状。该患儿最可能发生

A. 低血钙　　B. 过敏性休克

C. 全身反应　　D. 全身感染

E. 低血糖

53. 患儿母亲非常焦虑，不停哭泣。针对患儿母亲的心理护理，错误的是

A. 告诉其患儿目前的状况

B. 告诉其当前采取的措施及原因

C. 告诉其不可陪伴患儿，以免交叉感染

D. 告知其以往类似情况的处理效果

E. 帮助其选择缓解焦虑情绪的方法

（闭晓丽）

第五章　住院患儿的护理

【重点难点】

重点　住院患儿的入院护理常规、小儿常用的给药方法。

难点　小儿药物剂量计算的方法。

【常见考点】

第一节　儿科医疗机构的设置及护理管理

考点一　预诊的目的

通过预诊可及早发现传染病患儿及危重患儿，避免交叉感染，争取抢救机会。

考点二　儿科急诊中抢救室的设置

内设病床2~3张，配有人工呼吸机、心电监护仪、气管插管用具、供氧设备、吸引装置、雾化吸入器及必要的治疗用具，包括各种穿刺包、切开包、导尿包等。室内放置抢救车一台，以抢救危重患儿时需要。

考点三　急诊抢救的五要素

人、医疗技术、药品、仪器设备及时间是急诊抢救的五要素，其中人起主要作用。

考点四　不同年龄小儿适宜的温湿度

新生儿室温22~24 ℃，相对湿度55%~65%；婴幼儿室温20~22 ℃，相对湿度55%~65%；年长儿室温18~20℃，相对湿度50%~60%。

第二节　住院患儿的心理反应与护理

考点一　护理婴儿最好的心理沟通方式

适用于护理婴儿的心理沟通方式是：搂抱与抚摸。

考点二 幼儿住院的心理反应

幼儿期最明显的心理反应是分离性焦虑。具体表现为反抗、失望、否认三个阶段。

第三节 小儿用药特点及护理

考点一 小儿常用药物的副作用

1.抗生素　氯霉素可引起灰婴综合征；链霉素可导致听神经损害等。

2.退热药　婴儿期多采取物理降温及多饮水等措施，不宜过早、过多地应用退热药物。

3.镇静止惊药　婴儿对阿片类药物（如吗啡）较敏感，易引起呼吸中枢抑制，故婴幼儿禁用阿片类药物。

4.止咳平喘药　婴幼儿一般不用镇咳药，而用祛痰药或雾化吸入法稀释分泌物，配合体位引流排痰。

5.泻药和止泻药　腹泻患儿一般不用止泻药。小儿便秘先调整饮食，一般不用泻药。

6.肾上腺糖皮质激素　水痘患儿应用激素可使病情加重，故严禁使用。

考点二 最常用的给药方法

口服给药是临床常用的给药方法，给药时避免捏住鼻孔强行灌药，以防药片吸入呼吸道造成窒息；任何药物不得与食物混合喂服；不主张用乳瓶喂药。

考点三 药物剂量的计算方法

每日（次）需用剂量=每日（次）每千克体重所需的药量×患儿体重（kg）

【自测题】

【A1型题】

1.儿科门诊设置预诊室最主要的目的是

A.测量体温　　B.检出传染病患儿

C.咨询服务　　D.检出重病患儿

E.健康教育

2.不属于儿科抢救室需要配置的设备是

A.心电监护仪　　B.人工呼吸机

C.供氧设备　　D.玩具柜

E.喉镜

3. 儿科病房中特有的设置是

A. 设有洗澡间、卫生间　　B. 病室之间有玻璃隔墙

C. 设有配餐室、配膳用具　　D. 设有床头柜、床旁椅

E. 设有医护办公室

4. 预诊的检查方法是简单扼要地进行

A. 问诊、望诊及简单体检　　B. 望诊、触诊及尿液化验

C. 触诊、听诊及血化验　　D. 叩诊、问诊及胸部透视

E. 听诊、叩诊及心电图检查

5. 儿科病房的设置中错误的是

A. 大病室容纳4~6张病床，小病室为1~2张病床

B. 病室之间采用玻璃隔墙以便医护人员观察患儿

C. 病室窗户应设有护栏以防发生意外

D. 每间病室均应设有洗手设备及夜间照明设备

E. 墙壁、窗帘、卧具及患儿衣着均应采用灰暗色调

6. 儿科急诊的护理管理下列哪项错误

A. 建立抢救护理常规、提高抢救效率

B. 抢救时的口头医嘱要复述

C. 注意隔离，防止交互感染

D. 掌握急诊抢救五要素

E. 患儿应按就诊次序就诊

7. 儿科每个病区适宜收治的患儿人数是

A. 30~40名　　B. 40~60名

C. 60~80名　　D. 80~100名

E. 100~120名

8. 儿科病室两张床的间距为

A. 1m　　B. 2m

C. 3m　　D. 4m

E. 5m

9. 急诊抢救中最主要的因素是

A. 人　　B. 医疗技术

C. 药品　　D. 物质

E. 时间

10. 对危重患儿的就诊程序应是

A. 先挂号　　B. 先抢救
C. 先预诊　　D. 先量体温
E. 先化验血常规

11. 儿科病房的设置正确的是
A. 医护人员办公室应设在病区入口处
B. 配膳室最好设在病房中部
C. 每间病室设有洗手设备及照明装置
D. 大病室设病床 8 张
E. 病床间距为 0.5m

12. 适用于护理婴儿的心理沟通方式是
A. 因势利导　　B. 多做游戏
C. 搂抱与抚摸　　D. 适时鼓励
E. 社会交流

13. 关于小儿用药特点的说法不正确的是
A. 最常使用口服法　　B. 婴幼儿注射采取“二快一慢”
C. 静脉推注要慢　　D. 静脉滴注避免药液外渗
E. 外用药以软膏最多

14. 婴幼儿神经系统和呼吸系统中枢发育不成熟，选择镇静止惊药时不宜选择
A. 地西泮　　B. 吗啡
C. 苯巴比妥　　D. 异丙嗪
E. 氯丙嗪

15. 最常用的小儿药量计算方法是
A. 按年龄计算　　B. 按体表面积计算
C. 按身高计算　　D. 按体重计算
E. 按成人量折算

【A2 型题】

16. 4 岁小儿，因“上感”入院，按儿科病房管理要求，儿童病室适宜的温、湿度是
A. 16~18℃，40%~50%　　B. 18~20℃，50%~60%
C. 20~22℃，50%~60%　　D. 22~24℃，50%~60%
E. 24~26℃，60%~70%

17. 女孩，2 岁，其室内温、湿度应保持在
A. 18~20℃，55%~65%　　B. 20~22℃，50%~60%

C. 20~22℃，55%~65%　　D. 24~26℃，55%~65%

E. 22~24℃，50%~60%

18. 某药物的服用方法是每次25mg/kg，3次/日。体重8kg的小儿每天应用该药总量为

A. 150mg　　B. 200mg

C. 300mg　　D. 600mg

E. 800mg

19. 患儿，出生15天，为防止新生儿产生灰婴综合征，应禁止使用的药物是

A. 地西泮　　B. 阿莫西林

C. 氯霉素　　D. 链霉素

E. 氨茶碱

20. 1岁患儿，因“上感”入院，婴幼儿呼吸道狭窄又不会咳痰，故咳嗽时宜选

A. 镇咳剂　　B. 祛痰药

C. 镇静剂　　D. 糖皮质激素

E. 抗生素

【A3/A4型题】

（21~23题共用题干）女婴，9个月。因肺炎而入院，入院当天患儿哭闹不停，不愿离开母亲。

21. 此时该患儿的主要心理压力来源是

A. 身体形象改变　　B. 缺乏对疾病的认识

C. 中断学习　　D. 离开亲人和接触陌生人

E. 失眠、做噩梦

22. 该患儿主要的身心反应是

A. 分离性焦虑　　B. 谵妄

C. 担心　　D. 攻击别人

E. 痴呆

23. 对该患儿进行心理护理时，错误的是

A. 首次接触患儿先和母亲谈话

B. 突然从父母怀抱中将患儿抱过来

C. 尽量固定护士连续护理

D. 了解患儿住院前的生活习惯

E. 保持与患儿父母的密切联系

（24~27题共用题干）患儿，男，5岁。因患急性支气管炎，按医嘱需用阿米卡星治

疗。已知阿米卡星针剂每瓶0.2g，小儿用量为每日4mg/kg，每日2次，肌内注射。

24. 该患儿的体重大约是

A. 10kg　　B. 12kg
C. 14kg　　D. 16kg
E. 18kg

25. 如用5ml注射用水稀释，则每毫升内含阿米卡星为

A. 40mg　　B. 60mg
C. 80mg　　D. 100mg
E. 120mg

26. 该患儿每日应用阿米卡星的剂量是

A. 72mg　　B. 82mg
C. 92mg　　D. 102mg
E. 112mg

27. 护士每次应抽取的注射量是

A. 1ml　　B. 2ml
C. 3ml　　D. 4ml
E. 5ml

（28~30题共用题干）2岁患儿发热伴轻咳、流涕，体温39℃，无气促，无烦躁、抽搐，诊断为上感。

28. 该患儿目前最主要的护理问题是

A. 体温过高　　B. 舒适改变
C. 呼吸功能受损　　D. 知识缺乏
E. 体温过低

29. 对该患儿首先采取的护理措施是

A. 吸痰　　B. 物理降温
C. 吸氧　　D. 药物降温
E. 止惊

30. 对该患儿家长进行健康指导的重点是

A. 介绍上感的病因及预防　　B. 指导饮食护理
C. 说明保持安静的重要　　D. 示范协助拍背排痰的操作
E. 示范协助物理降温的操作

（陈铁洁）

第六章　儿科常用护理技术

【重点难点】

重点　儿科常用护理技术的操作方法。

难点　儿科常用护理技术操作的目的。

【常见考点】

第一节　更换尿布法

考点　更换尿布的注意事项

（1）宜选择质地柔软、透气性好、吸水性强的棉织品做尿布。

（2）更换尿布时动作应轻、快，尽量减少暴露身体，以免受凉。

（3）若小儿较胖或尿量较多，可在尿布上再垫一长方形尿布增加厚度，女婴将加厚层垫于臀下，男婴则将加厚层放于会阴部。

第二节　婴儿沐浴法

考点　婴儿沐浴法的注意事项

（1）沐浴时室温26~28℃，水温冬季38~39℃，夏季37~38℃。

（2）小儿沐浴于喂奶前或喂奶后1小时进行，以免呕吐和溢奶。

（3）注意保暖，动作轻快。面部禁用肥皂，耳、眼内不得有水或肥皂沫进入。

（4）小儿头顶部的皮脂结痂可涂液体石蜡油浸润，待次日轻轻梳去结痂后再予以洗净。

（5）注意保护未脱落的脐带残端，避免脐部被水浸泡，可用脐带贴保护脐部。

第三节　婴儿抚触

考点　婴儿抚触的注意事项

（1）最好在小儿沐浴后、睡前或两次进食中间进行抚触，孩子无饥饿、烦躁、疲倦时进行。

（2）注意保暖，防止受凉，室温调节至28℃以上。

（3）抚触后抱婴儿时，注意防止因手部光滑而使婴儿滑脱，造成意外；勿让婴儿的眼睛接触润肤油。

（4）婴儿不明原因发热、情绪反应激烈时暂不进行抚触；脐带未脱落时，不做腹部抚触。

第四节　约束保护法

考点　约束保护法的注意事项

（1）结扎或包裹时松紧要适宜，一般能伸入1~2指为宜，避免过紧损伤患儿皮肤及影响血液循环，过松则失去约束意义。

（2）约束期间，随时注意观察被约束部位的皮肤颜色、温度，掌握血液循环情况。每2小时解开放松一次，并协助患儿翻身；若发现肢体苍白、麻木、冰冷时，应立即放松约束带。

第五节　头皮静脉输液法

考点一　头皮静脉输液法常选用的静脉

婴幼儿静脉输液多采用头皮静脉，常选用额上静脉、颞浅静脉及耳后静脉等。

考点二　注意鉴别头皮静脉与动脉（表6–1）

表6–1　头皮静脉与头皮动脉鉴别

	头皮静脉	头皮动脉
外观	浅蓝色，啼哭时充血明显，树枝状、细小	浅红色，啼哭时充血不明显，弯曲状、较粗
触摸	无搏动，管壁薄易压瘪，不易滑动	有搏动，管壁厚不易压瘪，易滑动
液体注入	滴入顺畅，血液向心方向流动	滴入不畅，血液离心方向流动

第六节　静脉穿刺法

考点一　股静脉穿刺法的体位，穿刺部位

（1）患儿仰卧，两腿外展、外旋、膝关节屈曲呈直角。

（2）垂直穿刺法。操作者沿股动脉搏动点内侧0.3~0.5cm处垂直刺入，感觉无阻力见回血后固定。斜刺法：在腹股沟下1~3cm处，针头与皮肤呈45°向股动脉搏动点内侧0.3~0.5cm处呈向心方向刺入。

考点二　股静脉穿刺法的注意事项

（1）适用于婴幼儿，有出血倾向或凝血功能障碍者禁用此法。

（2）穿刺失败，不宜在同侧多次穿刺，以免形成血肿。

（3）若回血呈鲜红色，表明误入股动脉，应立即拔出针头，用无菌纱布紧压5~10分钟，直到无出血为止。

考点三　颈外静脉穿刺术的体位，穿刺部位

（1）患儿取仰卧位，头偏向一侧，肩下垫小枕。

（2）选穿刺点于下颌角和锁骨上缘中点连线的上1/3处，于颈外静脉外缘针头与皮肤呈30°沿血液回心方向进针。

考点四　颈外静脉穿刺术的注意事项

（1）局部静脉穿破后立即加压止血，待止血后更换对侧采血。

（2）穿刺中密切观察患儿哭声、面色和呼吸情况，发现异常酌情停止操作。

第七节　臀红护理法

考点一　臀红的分类

1.轻度　主要表现为表皮潮红。

2.重度　分为三度：重Ⅰ度表现为局部皮肤潮红，伴有皮疹；重Ⅱ度除以上表现外，并有皮肤溃破、脱皮；重Ⅲ度局部大片糜烂或表皮剥脱，有时可继发细菌或真菌感染。

考点二　臀红的预防

（1）保持臀部清洁干燥，勤换尿布。

（2）腹泻患儿应勤洗臀部，涂液状石蜡油保护。

（3）勿用油布或塑料布直接包裹患儿臀部。

（4）应选用质地柔软、吸水性强的棉织品做尿布。

（5）洗涤尿布应漂净肥皂沫。

考点三 臀红护理的注意事项

（1）清洗臀部用手蘸温水清洗，并用软毛巾吸干水分。避免用小毛巾直接擦洗，禁用肥皂。

（2）重度臀红者可用红外线灯或鹅颈灯照射臀部10~15分钟，灯泡25~40W，灯泡距臀部患处30~40cm。

（3）重度患儿所用尿布应煮沸、消毒液浸泡或阳光下暴晒。

（4）根据臀部皮肤受损程度选择油类或药膏：轻度臀红涂紫草油或鞣酸软膏；重Ⅰ、Ⅱ度涂鱼肝油软膏；重Ⅲ度涂鱼肝油软膏或康复新溶液，继发感染时，可涂红霉素软膏或硝酸咪康唑霜（达克宁霜）。

（5）涂抹油类或药膏时，棉签贴在皮肤上轻轻滚动涂药，不可在皮肤上反复涂擦，以免加剧疼痛和导致脱皮。

第八节　温箱使用法

考点一 温箱使用的适应证

（1）体重小于2000g的患儿，包括足月小样儿及早产儿。

（2）体温不升、新生儿寒冷损伤综合征及病情危重的新生儿。

考点二 温箱使用的注意事项

（1）温箱调至28~32℃预热；调节室温至24~26℃；

（2）将小儿穿单衣、裹尿布后放置温箱内；

（3）严禁骤然提高温箱温度，以免患儿体温上升造成不良后果。

第九节　光照疗法

考点一 光照疗法的适应证和禁忌证

1.适应证　足月儿血清胆红素达221μmol/L（12.9mg/dl）以上；确诊为新生儿溶血病换血前后辅助治疗。

2.禁忌证　肝大，血清结合胆红素>68.4μmol/L（4mg/dl），皮肤呈青铜色的患儿。

考点二 光疗箱的准备

光疗箱灯管与患儿皮肤的距离33~50cm；箱温升至患儿适中温度（30~32℃），相对湿度达55%~65%；入箱前患儿清洁皮肤，禁忌在皮肤上涂粉和油类；剪短指甲，防止抓破皮肤。

考点三 光照疗法的注意事项

（1）将患儿全身裸露，用尿布遮盖会阴部，男婴注意保护阴囊。佩戴护眼罩。

（2）光疗时患儿皮肤均匀受光，若用单面光疗箱一般每2小时更换体位一次。

（3）光疗时应每2~4小时测体温一次，使体温保持在36~37℃。

（4）光疗时易出现轻度腹泻，排深绿色稀便、泡沫多，小便深黄色，一过性皮疹，青铜症等不良反应，可随病情的好转而消失。

（5）灯管使用1000小时必须更换。

第十节 小儿心肺复苏

考点 小儿心肺复苏的操作步骤

1.胸外按压 患儿仰卧在硬板床上，按压幅度应至少为胸部前后径的三分之一，按压频率为每分钟至少100次。

2.开放气道。

3.建立呼吸 人工呼吸，吹气与排气时间之比为1：2，频率为婴儿30~40次/分，儿童18~20次/分。

4.药物治疗。

5.心脏复苏、重建循环有效指征 大动脉扪及波动，口唇、甲床颜色转红，出现自主呼吸，扩大的瞳孔缩小，对光反射、肌张力恢复。

【自测题】

【A1型题】

1.小儿尿布的选择错误的是

A.质地柔软的　　B.透气性好的

C.吸水性强的　　D.宽窄、长短、松紧适宜的

E.时尚的

2.婴幼儿盆浴的水温为

A. 28~30℃　　B. 37~39℃

C. 32~34℃　　D. 34~36℃

E. 30~32℃

3. 小儿沐浴宜在

A. 喂奶前半小时　　B. 喂奶前15分钟

C. 喂奶前或喂奶后1小时　　D. 喂奶后15分钟

E. 喂奶后半小时

4. 婴幼儿盆浴的目的不正确的是

A. 可以维持体温在正常范围　　B. 促进血液循环

C. 帮助皮肤排泄和散热　　D. 观察全身情况，尤其是皮肤情况

E. 使患儿清洁舒适

5. 婴幼儿盆浴时应关上门窗，并将室温调节至

A. 20℃　　B. 22℃

C. 24℃　　D. 25℃左右

E. 26~28℃

6. 婴幼儿盆浴时错误的是

A. 沐浴于喂奶前或喂奶后1小时进行

B. 擦洗面部时用单层面巾由内眦向外眦擦拭眼睛

C. 擦洗面部时禁用肥皂

D. 擦洗时防止水流入耳内

E. 擦洗时先擦面部，然后擦耳，最后擦眼

7. 关于婴儿抚触，以下说法正确的是

A. 小儿太小，不用进行任何交流

B. 进食后为促进消化，可立即进行抚触

C. 发热不影响抚触的进行

D. 按摩前可根据需要涂润肤油

E. 为了让抚触顺利进行，可强行固定姿势

8. 对患儿使用约束法的目的是

A. 促进血液循环　　B. 确保患儿的安全

C. 提高血氧浓度　　D. 保持患儿体温稳定

E. 以防患儿走失

9. 下列关于约束法的注意事项，不正确的是

A. 正确使用各种约束法并使患儿舒适

B. 定时检查患儿皮肤有无损伤和循环障碍

C.约束要紧，防止患儿滑脱

D.及时检查约束效果，发现不当及时处理

E.定时给予短时姿势改变

10.使用约束带时，最重要的是

A.衬垫是否垫好　　B.患儿体位是否舒服

C.患儿的神智是否清楚　　D.患儿是否恐惧

E.约束部位的皮肤及温度

11.约束法的注意事项不正确的是

A.结扎要紧一些

B.局部约束时，仍需满足其他部位的肢体活动

C.结扎或包裹松紧适宜

D.定时松解，观察皮肤及血液循环情况

E.安抚患儿减少恐惧

12.约束法的种类不包括

A.膝部约束法　　B.手足约束法

C.头部约束法　　D.全身约束法

E.手部约束法

13.小儿头皮静脉输液一般采用

A.额前正中静脉　　B.颞浅静脉、耳后静脉

C.外眦上部静脉　　D.顶部静脉、枕后静脉

E.颈外静脉

14.小儿头皮静脉输液错误的操作方法是

A.患儿仰卧或侧卧，头垫小枕

B.左手拇指、示指分别固定静脉两端皮肤

C.右手持针于距静脉最清晰点向后移0.3cm处刺入

D.沿静脉离心方向穿刺

E.有落空感，同时有回血即可

15.头皮静脉与头皮动脉鉴别时，其特点是

A.外观呈浅红色　　B.啼哭时充血不明显

C.触摸时有搏动　　D.管壁厚不易压瘪，易滑动

E.外观呈深红色

16.小儿头皮静脉输液如误入动脉，局部表现为

A.局部无变化　　B.沿静脉走向呈条索状红线

C.局部发绀　　D.呈树枝状分布且苍白

E.水肿

17.与输液发热反应无关的是

A.输入药物不纯　　B.药物含致敏物质

C.药液灭菌不彻底　　D.药物刺激性强

E.污染

18.股静脉穿刺不适用于

A.腹泻患儿　　B.脱水患儿

C.3岁以内小儿　　D.有出血倾向小儿

E.肺炎患儿

19.关于颈外静脉穿刺下列不妥的是

A.患儿取仰卧位，头偏向一侧垂于治疗桌边缘

B.常规消毒后，患儿安静时进行穿刺

C.进针角度为30°

D.进针部位在颈外静脉上1/3与中1/3交界处

E.拔针后用消毒棉球压迫2~3分钟

20.颈外静脉穿刺部位为

A.下颌角中点

B.锁骨上缘中点

C.锁骨上缘中外1/3

D.下颌角与锁骨上缘中点连线的上1/3处

E.上颌角与锁骨上缘中点连线的上1/3处

21.小儿股静脉穿刺部位为

A.股动脉搏动点外侧0.3~0.5cm处

B.股动脉搏动点内侧0.3~0.5m处

C.股动脉搏动点外侧1~2cm处

D.股动脉搏动点内侧1~2cm处

E.股动脉搏动点内侧0.5~1cm处

22.股静脉穿刺注意事项不包括

A.严格执行无菌操作规程，防止感染

B.有出血倾向者宜用此法

C.穿刺失败不宜在同侧进行多次穿刺

D.有凝血功能障碍者禁用此法

E. 如穿刺回血为鲜红色，则系动脉血，应立即拔出针头，按压5~10分钟

23. 颈外静脉穿刺适用于

A. 新生儿　　B. 昏迷小儿

C. 3岁以内小儿　　D. 有出血倾向小儿

E. 有严重心肺疾患的小儿

24. 颈外静脉穿刺拔针后需压迫

A. 1~2min　　B. 2~3min

C. 3~5min　　D. 5~10min

E. 20~30min

25. 股静脉穿刺拔针后需压迫

A. 1~2min　　B. 2~3min

C. 3~5min　　D. 5~10min

E. 20~30min

26. 婴幼儿肌内注射的要点是

A. 进针快、推药快、拔针快　　B. 进针快、推药慢、拔针快

C. 进针慢、推药慢、拔针慢　　D. 进针慢、推药快、拔针慢

E. 进针快、推药慢、拔针慢

27. 股静脉穿刺患儿的体位下列哪项不对

A. 取仰卧位　　B. 垫高穿刺侧臀部

C. 该侧大腿稍外展外旋　　D. 双腿分开伸直

E. 膝关节屈曲呈直角

28. 预防臀红的方法不正确的是

A. 保持臀部清洁干燥，勤换尿布

B. 腹泻患儿应勤洗臀部，涂油保护

C. 避免直接用油布或塑料布直接包裹患儿臀部

D. 应选用质地柔软、吸水性强的棉织品做尿布，洗涤尿布应漂净肥皂

E. 应选用肥皂清洗臀部

29. 重度臀红疑有真菌感染者，可外擦

A. 氧化锌油膏　　B. 鞣酸软膏

C. 鱼肝油　　D. 硝酸咪康唑霜

E. 1%~2%甲紫溶液

30. 防治臀红发生的主要措施是

A. 用一次性尿布　　B. 用棉织品尿布

C. 尿布煮沸消毒　　D. 勤换尿布

E. 注意保暖

31. 轻度臀红，下列护理哪项不妥

A. 勤换尿布，保持臀部皮肤清洁干燥

B. 排便后，可用温水洗净、吸干、涂拭植物油

C. 可用肥皂洗臀部或涂油包裹臀部

D. 室温与气温允许，可直接暴露臀部于阳光下

E. 可用红外线照射臀部以加速炎症吸收

32. 护理臀红患儿正确的做法是

A. 便后用小毛巾直接擦洗臀部　　B. 便后应用肥皂清洗臀部

C. 局部有皮疹者可涂激素类软膏　　D. 局部表皮剥脱者可涂抗生素软膏

E. 避免用塑料膜或油布包裹臀部

33. 臀红患儿用烤灯时注意避免

A. 使用25~40W灯泡　　B. 灯泡距离臀部患处30~40cm

C. 照射时间持续10~15分钟　　D. 照射时有护士在场

E. 照射时在患处涂抹油膏

34. 臀红用烤灯时应距臀部患处

A. 2~3cm　　B. 3~5cm

C. 10~12cm　　D. 30~40cm

E. 30~50cm

35. 对臀红患儿可以将臀部皮肤暴露在空气或阳光下，每次持续

A. 3分钟　　B. 10分钟

C. 30分钟　　D. 7~10分钟

E. 10~15分钟

36. 患尿布皮炎的局部皮肤皮疹、溃破、脱皮，属于

A. 轻度　　B. 重Ⅰ度

C. 重Ⅱ度　　D. 重Ⅲ度

E. 重Ⅳ度

37. 下列需使用暖箱的新生儿出生体重是

A. 2000g以下　　B. 2000g以下

C. 2100g以下　　D. 2200g以下

E. 2500g以下

38. 新生儿需使用暖箱的情况不包括

A.早产儿 B.体重<2000g的足月儿

C.巨大儿 D.硬肿症患儿

E.体温不升的新生儿

39.使用暖箱错误的是

A.使用期间每周擦拭暖箱1次

B.使用期间每周更换暖箱1次

C.保持箱内温度稳定，严禁骤然提高暖箱温度

D.湿化器水箱用水应每日更换1次

E.机箱下面的空气净化垫每月清洗1次

40.患儿出暖箱的条件是

A.体重不到2000g，但呼吸平稳

B.体重不到2000g，但食欲很好

C.体重不到2000g，但在暖箱内体温正常

D.暖箱不加热、室温在28~32℃时能保持正常体温

E.体重不到2000g，但在箱内1个月以上，一般情况良好

41.早产儿出暖箱的标准不包括

A.体重增至2000g以上 B.日龄满2周

C.体温稳定 D.吸吮良好

E.呼吸正常

42.蓝光照射前，患儿的准备措施不包括

A.用黑眼罩遮盖双眼 B.用长条形尿布保护会阴

C.沐浴或擦身 D.测体重

E.在皮肤上涂油保护

43.蓝光照射灯管距患儿皮肤距离为

A. 10~20cm B. 20~30cm

C. 33~50cm D. 50~60m

E. 60~70m

44.使用蓝光箱光疗的起效时间是

A. 12~24h B. 8~12h

C. 4~6h D. 1~2h

E.立刻起效

45.使用蓝光箱时，箱内的温度应保持在

A. 24~26℃ B. 25~27℃

C. 27~29℃　　D. 28~29℃

E. 30~32℃

46. 蓝光疗法的适应证为

A. 新生儿硬肿症　　B. 新生儿破伤风

C. 新生儿颅内出血　　D. 新生儿高胆红素血症

E. 新生儿败血症

47. 使用蓝光箱光疗最常见的副作用是

A. 腹泻　　B. 发热

C. 皮疹　　D. 溶血

E. 青铜症

48. 蓝光箱使用的目的是

A. 降低血清胆绿素　　B. 降低血清间接胆红素

C. 降低血清直接胆红素　　D. 减少红细胞破坏

E. 降低血清尿素氮

49. 光照疗法不正确的是

A. 箱内温度预热30~32℃

B. 灯管距患儿皮肤33~50cm

C. 全身裸露，充分暴露身体各个部位

D. 每2~4小时测体温、箱温1次

E. 用黑眼罩遮盖双眼

50. 以下属于重二度臀红表现的是

A. 除局部皮肤潮红外，并有皮肤溃破、脱皮

B. 仅有皮肤潮红

C. 局部皮肤潮红，伴有皮疹

D. 局部大片糜烂或表皮剥脱

E. 大多继发感染

51. 光疗时，为保证光疗效果，光疗灯管超过多久必须更换

A. >1000h　　B. >900h

C. >500h　　D. >300h

E. >100h

52. 行口对口人工呼吸时，对儿童呼吸频率应达到每分钟

A. 15~18次　　B. 18~20次

C. 20~24次　　D. 25~30次

E. 30~40次

53. 新生儿心肺复苏的顺序正确的是

A. ABC
B. ACB
C. CAB
D. CBA
E. BCA

54. 行胸外按压时，按压幅度为

A. 胸部前后径的1/3
B. 胸部前后径的1/2
C. 胸部前后径的1/4
D. 胸部前后径的1/5
E. 胸部前后径的2/3

55. 行胸外按压时，按压频率为

A. 每分钟至少120次
B. 每分钟至少100次
C. 每分钟至少110次
D. 每分钟至少80次
E. 每分钟至少60次

56. 小儿心肺复苏的顺序正确的是

A. ABC
B. ACB
C. CAB
D. CBA
E. BCA

57. 不属于心脏复苏、重建循环的有效指征的是

A. 大动脉扪及搏动
B. 口唇转红
C. 甲床转红
D. 出现自主呼吸
E. 瞳孔扩大

58. 心脏复苏时，判断动脉搏动时间为

A. 6s
B. 5s
C. 6~10s
D. 10~15s
E. 15s

59. 现场进行徒手心肺复苏时，患儿的正确体位是

A. 侧卧位
B. 仰卧位
C. 仰卧在比较舒适的软床上
D. 随意体位
E. 仰卧在比较坚硬的平面上

【A2型题】

60. 患儿，男，生后8个月，腹泻3天入院，给予头皮静脉输液，以下不正确的是

A. 可选择颞浅静脉
B. 70%乙醇溶液消毒

C. 距静脉最清晰点，向后移0.3cm进针

D. 见回血后，再进针少许

E. 未见回血，退出后重新进针

61. 患儿，5个月，因多日腹泻使其臀部皮肤潮红，局部清洗后涂药宜选用

A. 红霉素软膏　　B. 鞣酸软膏

C. 1%甲紫　　D. 硝酸咪康唑霜

E. 硫酸锌软膏

62. 患儿，男，6天，因“高胆红素血症”进行蓝光疗法，在治疗过程中出现轻度腹泻，排便3~4次/日，为深绿色稀便，泡沫多。护士应采取的措施是

A. 立即报告医生给药止泻　　B. 多喝水，以补充液体丢失

C. 立即停止光疗　　D. 加强腹部保暖

E. 告诉家属，此为正常反应

63. 患儿，3岁，边吃东西边玩耍，突然开始咳嗽，很快咳嗽无力，发绀，最可能的原因是

A. 气道受刺激引起哮喘发作　　B. 气道阻塞导致气体交换中断

C. 头部外伤致癫痫发作　　D. 小儿肺炎

E. 患儿憋气

【A3/A4型题】

（64~66题共用题干）患儿，女，1岁，诊断为“小儿腹泻”，拟采取头皮静脉输液。

64. 皮肤消毒剂可选用

A. 2%碘酒　　B. 络合碘

C. 75%乙醇　　D. 生理盐水

E. 0.05%“84”液

65. 患儿输液时间超过多少小时应更换输液装置

A. 12小时　　B. 24小时

C. 36小时　　D. 48小时

E. 72小时

66. 患儿输液时间超过多少小时应更换输液部位

A. 12小时　　B. 24小时

C. 36小时　　D. 48小时

E. 72小时

（67~68共用题干）男童，5个月，因腹泻2日就诊，每日大便10余次，臀部皮肤潮红，伴有皮疹，有少许脱皮。

67. 该患儿臀部皮肤出现了

A. 臀红　　B. 浅表溃疡

C. 水痘皮疹　　D. 真菌性皮炎

E. 病毒性疱疹

68. 臀部皮肤护理不妥的操作是

A. 每次大便后温水洗净　　B. 洗后用小毛巾吸干水分

C. 可用鹅颈灯照射臀部　　D. 灯光照射时间是30分钟

E. 灯光照射后可涂鱼肝油软膏

（69~71题共用题干）患儿，男，14岁，打篮球的过程中突然倒下，迅速判断意识、呼吸、心跳均无，立即进行心肺复苏。

69. 心肺复苏包括A、B、C、三个步骤，其中A指的是

A. 胸外按压　　B. 开放气道

C. 建立呼吸　　D. 大声呼救

E. 拨打“120”

70. 复苏有效后，给药途径一般是

A. 静脉给药　　B. 动脉给药

C. 面罩给药　　D. 舌下含服

E. 直肠给药

71. 诊断心跳骤停迅速有效的指标是

A. 呼之不应　　B. 没有呼吸

C. 大动脉无搏动　　D. 瞳孔散大

E. 没有心跳

（72~73题共用题干）某女，7日龄。因皮肤黄疸较重，按医嘱置于蓝光箱内照射

72. 用物准备中应除外的物品是

A. 护眼罩　　B. 尿布

C. 蓝光箱　　D. 记录单

E. 爽身粉

73. 将患儿置入蓝光箱中不妥的护理操作是

A. 灯管与患儿距离为40cm

B. 调节箱温至26~28℃

C. 给患儿洗澡、清洁皮肤、剪短指甲

D. 将患儿全身裸露，用尿布遮盖会阴部

E. 男婴注意保护阴囊

（74~76题共用题干）患儿，女，早产（34^{+1}周）。生后即入暖箱，住院治疗。住院初期黄疸逐渐加重，给予光照疗法。

74. 光照疗法能够减轻黄疸的原理是

A. 使未结合胆红素经光氧化分解为水溶性衍生物，易于排出体外

B. 使皮肤保持温热，有助于促进患儿舒适，增强抵抗力

C. 促进胆红素生成，有利于增加未结合胆红素浓度

D. 促进肝功能的成熟，增强肝排泄胆红素的能力

E. 促进肠道将结合胆红素分解为未结合胆红素

75. 光疗过程中，以下护理措施不恰当的是

A. 将患儿裸体放入已预热好的光疗箱中，并记录开始光疗的时间

B. 光疗中注意使患儿皮肤广泛均匀受到照射

C. 在光疗过程中保证水分和营养供给

D. 若患儿出现皮疹，无论轻重不需处理，继续光疗

E. 严密监测体温，同时观察箱温变化

76. 不符合患儿出暖箱的指征是

A. 体重2000g以上

B. 在不加热的暖箱内能保持正常体温

C. 吃奶好

D. 暖箱调至合理温度时，患儿体温时有波动

E. 体重持续增长

（张　路）

第七章　新生儿及患病新生儿的护理

【重点难点】

重点　新生儿的分类方法，正常足月儿和早产儿的特点及护理，常见新生儿疾病的身体状况、护理诊断和护理措施。

难点　新生儿及患病新生儿的身体状况、护理诊断和护理措施。

【常见考点】

第一节　新生儿分类

考点　新生儿的分类方法

1.根据胎龄（GA）进行分类

（1）足月儿　37周≤GA<42周的新生儿。

（2）早产儿　GA<37周的新生儿。

（3）过期产儿　GA≥42周的新生儿。

2.根据出生体重（BW）进行分类

（1）正常出生体重儿　4000g>BW≥2500g的新生儿。

（2）低出生体重儿　BW<2500g的新生儿，其中BW<1500g称为极低出生体重儿，出生体重<1000g称为超低出生体重儿。

（3）巨大儿　出生体重≥4000g的新生儿。

3.根据出生体重与胎龄的关系分类

（1）小于胎龄儿（SGA）　指出生体重在同胎龄儿平均体重的第10百分位以下的新生儿。我国习惯上将胎龄已足月而体重在2500g以下的新生儿称为足月小样儿，是小于胎龄儿中最常见的一种，多由于宫内发育迟缓引起。

（2）适于胎龄儿（AGA）　指出生体重在同胎龄儿平均体重的第10~90百分位者。

（3）大于胎龄儿（LGA）　指出生体重在同胎龄儿平均体重的第90百分位以上的新生儿。

第二节　正常新生儿特点及护理

考点一　正常足月儿的概念、外观及特殊生理状态

1. 正常足月儿　指胎龄≥37周并<42周，出生体重≥2500g并<4000g，无畸形或疾病的活产婴儿。

2. 正常足月儿的外观特点　肌肉有一定张力，四肢屈曲；皮肤红润，胎毛少；耳壳软骨发育良好；指（趾）甲达到或超过指（趾）端；乳晕清楚，乳头突起；乳房可扪到结节；整个足底有较深的足纹；男婴睾丸下降，女婴大阴唇覆盖小阴唇。

3. 常见的几种特殊生理状态

（1）生理性体重下降　新生儿出生后第一周内由于摄入不足、丢失水分较多及胎粪排出，体重可暂时性下降3%~9%，但一般不超过10%，在出生后3~4天达到最低点，生后7~10天恢复到出生时体重。

（2）生理性黄疸　参见本章第八节。

（3）乳腺肿大　男、女新生儿均可发生，生后4~7天出现，如蚕豆至核桃大小，多于2~3周后消退，系因来自母亲的雌激素、孕激素突然中断所致，不需处理，如强烈挤压可继发感染。

（4）假月经　部分女婴生后5~7天阴道流出少许血性分泌物，可持续1周，俗称“假月经”，系因来自母亲的雌激素中断所致，一般不需处理。

（5）“马牙”和“螳螂嘴”　在口腔上颚中线和牙龈部位，有黄白色米粒大小的颗粒，由上皮细胞堆积或黏液腺分泌物积留形成，俗称“马牙”，数周后可自然消退；新生儿两侧颊部各有一隆起的脂肪垫，俗称“螳螂嘴”，有利于吸吮乳汁。两者均属正常现象，不可挑破，以免发生感染。

（6）新生儿红斑及粟粒疹。

考点二　正常足月新生儿的护理要点

1. 维持体温稳定　分娩时室温达26~28℃，新生儿室保持室温在22~24℃、相对湿度在55%~65%，使体温保持在36.5~37.5℃的正常范围。

2. 预防感染　严格执行消毒隔离制度；洗手是预防感染的最主要措施；对患病或带菌者应暂调离新生儿室。

3. 皮肤黏膜护理　新生儿脐带脱落前应注意脐部有无渗血，脐部应保持清洁干燥。脐带脱落后有分泌物者先用3%过氧化氢（双氧水）清洗，再用0.2%~0.5%的碘伏擦拭，并保持干燥。一般生后3~7天残端脱落。

4.预防新生儿出血症 足月儿生后应肌内注射1次维生素K_1，0.5~1mg。

第三节 早产儿特点及护理

考点一 早产儿的外观

四肢肌张力低下；皮肤红嫩，胎毛多；耳壳软；指（趾）甲未达到指（趾）端；乳晕不清；足底纹理少；男婴睾丸未降或未完全下降，女婴大阴唇不能遮盖小阴唇。

考点二 早产儿的呼吸特点

早产儿呼吸中枢发育不成熟，呼吸浅表而不规则，易出现呼吸暂停现象。如呼吸停止时间达15~20秒，或虽不到15秒，但伴有心率减慢（<100次/分）并出现发绀及四肢肌张力的下降称呼吸暂停。早产儿的肺发育不成熟，表面活性物质缺乏，易发生肺透明膜病。

考点三 早产儿的护理要点

1.维持体温稳定 室温保持在24~26℃，相对湿度在55%~65%。一般体重<2000g者，尽早置新生儿于温箱，维持患儿的腋温或腹壁温度于36.5~37℃。

2.合理喂养 早产儿一般在生后2~4小时先喂5%~10%葡萄糖水，无异常给予母乳喂养，无法母乳喂养者以早产儿配方乳为宜。早产儿生后应立即注射维生素K_1，连用3天。

3.维持有效呼吸 早产儿生后应注意保持呼吸道通畅，早产儿仰卧时可在肩下放置软垫以防颈部弯曲、呼吸道梗阻。出现发绀必要时可行氧疗，维持动脉血氧分压50~80mmHg，氧饱和度在88%~93%之间，切忌给早产儿常规吸氧，以防早产儿视网膜病变。呼吸暂停者给予拍打足底、托背、刺激皮肤等处理。

第四节 新生儿窒息

考点一 Apgar评分（表7-1）

1. Apgar评分 包括五项内容，每项0~2分，共10分，8~10分正常，4~7分为轻度窒息，0~3分为重度窒息；分别于生后1分钟、5分钟和10分钟进行，1分钟Apgar评分反映窒息严重程度，是复苏的依据；5分钟及10分钟Apgar评分有助于判断复苏的效果及预后。

表7-1 新生儿Apgar评分

体征	评分标准		
	0分	1分	2分
心率	无	<100次/分	≥100次/分
呼吸	无	微弱，不规则	正常，哭声响
肌张力	松弛	四肢略屈曲	四肢能活动
弹足底或插鼻管反应	无反应	有反应，如皱眉	哭，喷嚏
皮肤颜色	青紫或苍白	躯干红，四肢紫	全身红

考点二 新生儿窒息的复苏过程

新生儿窒息的复苏按ABCDE程序进行。

1. A通畅气道（首要措施）（要求在生后15~20秒内完成），立即清除口、鼻、咽及气道分泌物，保持呼吸道通畅。

2. B建立呼吸　拍打、弹足底或摩擦患儿背部促使呼吸出现，如无自主呼吸或心率<100次/分，应进行正压人工呼吸，通气频率为40~60次/分。

3. C维持正常循环　正压通气30秒后，如心率<80次/分，需胸外按压心脏。一般采用拇指法，按压胸骨下1/3处，频率为100次/分，按压深度为1~2cm。

4. D药物治疗。

5. E评估。

第五节　新生儿缺氧缺血性脑病

考点一 新生儿缺氧缺血性脑病的病因

缺氧和缺血是主要的病因，缺氧是HIE发病的核心，其中围生期窒息是最主要的原因。

考点二 新生儿缺氧缺血性脑病的临床分度

主要表现为意识改变及肌张力变化，严重者可伴有脑干功能障碍。

1. 轻度　表现为兴奋、激惹，可出现颤动，一般不出现惊厥。症状一般在生后24小时内明显，3天内逐渐消失。预后良好。

2. 中度　表现为嗜睡、反应迟钝，肌张力减低，可出现惊厥。症状在生后72小时内明显，可留有后遗症。脑电图检查可见癫痫样波或电压改变。

3. 重度　常处于昏迷状态，惊厥频繁，反复呼吸暂停，前囟张力高，拥抱反射、吸吮反射消失，瞳孔不等大，对光反应差。脑电图及影像学明显异常。存活者多数留有后遗症。

考点三　新生儿缺氧缺血性脑病的辅助检查

CT最适宜检查时间为生后2~5天

考点四　新生儿缺氧缺血性脑病的治疗要点

1. 控制惊厥　首选苯巴比妥钠静脉滴入。

2. 防治脑水肿　避免输入过量液体是预防和控制脑水肿的关键，每日液体总量<60~80ml/kg；出现颅内高压时首选呋塞米静脉注射。

3. 亚低温疗法　主要用于轻、中度足月HIE患儿。

考点五　新生儿缺氧缺血性脑病的护理要点

改善缺氧状态，将患儿头偏向一侧，及时清除呼吸道分泌物，保持呼吸道通畅；选择合适的给氧方式，给予鼻导管吸氧或头罩吸氧。

第六节　新生儿颅内出血

考点一　新生儿颅内出血的病因

新生儿颅内出血的病因主要是缺氧和产伤。。

考点二　新生儿颅内出血的身体状况

以神经系统的症状、体征为主，先兴奋，后抑制。

考点三　新生儿颅内出血的辅助检查

脑脊液检查呈均匀血性和有皱缩红细胞有助于诊断，病情危重者不宜进行检查。

考点四　新生儿颅内出血的治疗要点

（1）镇静、止惊首选苯巴比妥。

（2）有颅内高压者首选呋塞米，如有瞳孔不等大、呼吸节律不整、叹息样呼吸等，可使用甘露醇。

考点五　新生儿颅内出血的护理要点

患儿应保持头肩部抬高15°~30°，头偏向一侧时，整个躯体也取同向侧位，使头部始终处于正中位，避免颈动脉受压；减少刺激，不得随意搬动患儿，所有操作应尽量集中进行，动作要快、准、稳、以免加重病情；喂乳时不宜抱喂。

第七节　新生儿黄疸

考点一　新生儿胆红素代谢特点

胆红素生成较多（是导致新生儿黄疸的主要原因）；运转胆红素的能力不足；肝功能发育不成熟；肠肝循环增加。

考点二　新生儿黄疸的身体状况

1.生理性黄疸　足月新生儿生后2~3天出现黄疸，4~5天达高峰，5~7天消退，最迟不超过两周；早产儿多于3~5天出现黄疸，5~7天达高峰，7~9天消退，最长可延迟到3~4周；一般情况良好。血清胆红素足月儿<221μmol/L（12.9mg/dl），早产儿<257μmol/L（15mg/dl）。主要是血清未结合胆红素升高。

2.病理性黄疸　①黄疸在出生后24小时内出现；②黄疸程度重，进展快；③黄疸持续时间长；④黄疸退而复现；⑤血清结合胆红素>34μmol/L（2mg/dl）。

3.新生儿溶血病　以ABO血型不合（母系O型，新生儿A型或B型）最常见。生后24小时内出现黄疸，以未结合胆红素增高为主，伴不同程度的贫血及水肿、心力衰竭、肝脾大，严重者导致胆红素脑病。

4.并发症　当患儿血清胆红素>342μmol/L（20mg/dl）时，游离的未结合胆红素可通过血脑屏障，造成基底核等处的神经细胞损害，出现中枢神经系统症状，发生胆红素脑病（核黄疸）。

考点三　新生儿黄疸的护理要点

1.保暖、合理喂养　加强保暖，维持体温稳定；提早喂养，可减轻黄疸；若为母乳性黄疸，可隔次母乳喂养，待黄疸好转后，逐步过渡到正常母乳喂养；若黄疸较重，可暂停母乳喂养24~48小时，待黄疸消退后再继续母乳喂养。

2.光照疗法　为降低血清胆红素的首选方法。

第八节　新生儿感染性疾病

考点一　新生儿脐炎的病原体、身体状况及脐部护理

1.病原体　以金黄色葡萄球菌最常见。

2.身体状况　脐带根部发红，脐周红肿，脐窝湿润，有脓性分泌物，带臭味；慢性脐炎时局部形成脐部肉芽肿，常流黏液性分泌物，经久不愈。

3.脐部护理　局部用3%过氧化氢及75%乙醇清洗，从脐带的根部由内向外环形彻

底清洗消毒，保持局部干燥；脐部有肉芽肿可用10%硝酸银溶液局部烧灼。

考点二 新生儿败血症常见的病原体，感染途径

1.病原菌 我国以葡萄球菌最常见，其次是大肠埃希菌。

2.感染途径 新生儿败血症感染可以发生在产前、产时和产后。产后感染为主要途径（其中脐部最多见）。

考点三 新生儿败血症的身体状况及并发症

1.身体状况 临床表现不典型，无特征性表现，常累及多个系统，主要是以全身中毒症状为主，如出现寒冷损伤综合征常提示预后不良。早期缺乏特征性表现是主要临床特征。

2.并发症 常并发化脓性脑膜炎。

考点四 新生儿败血症的辅助检查

血培养阳性有诊断意义。

考点五 新生儿败血症体温过高处理方法

首先松解包被，调节环境适宜的温、湿度，多喂水或温水浴来降低体温。不宜采用退热剂或乙醇擦浴、冷盐水灌肠等刺激性强的降温方法，否则易出现体温过低。

第九节 新生儿寒冷损伤综合征

考点一 新生儿寒冷损伤综合征的病因

寒冷、早产、感染和窒息为常见诱发因素。

考点二 新生儿寒冷损伤综合征的身体状况

低体温和皮肤硬肿是本病的主要表现。体核温度常降至35℃以下，重症<30℃。硬肿发生顺序为：小腿→大腿外侧→整个下肢→臀部→面颊→上肢→全身。

肺出血是较常见的并发症。

考点三 新生儿寒冷损伤综合征的治疗要点及复温方法

复温是治疗的关键。复温原则是逐步复温，循序渐进。

（1）若肛温>30℃，腋温肛温差值≥0，将患儿置于已预热至中性温度的暖箱中，一般在6~12小时内恢复正常体温。

（2）当肛温<30℃，应将患儿置于比肛温高1~2℃的暖箱中进行外加热复温。每小时提高箱温0.5~1℃，箱温最高不超过34℃，在12~24小时内恢复正常体温。

第十节　新生儿低血糖

考点一　新生儿低血糖的诊断标准

全血血糖<2.2mmol/L（40mg/dL）即可诊断为新生儿低血糖症。

考点二　新生儿低血糖的治疗要点

给予进食葡萄糖，如无效改为静脉输注葡萄糖。

考点三　新生儿低血糖的护理要点

防止低血糖发生的关键是生后尽早喂养。定期监测血糖是本病的主要护理措施。

第十一节　新生儿低钙血症

考点一　新生儿低钙血症的诊断标准

血清总钙<1.75mmol/L（7mg/dl），血清游离钙<1mmol/L（4mg/dl）

考点二　新生儿低钙血症的补钙方法

10%葡萄糖酸钙用5%~10%葡萄糖液稀释至少1倍静脉推注，经稀释后药液推注速度<1ml/分，如心率<80次/分，应停用。静脉用药应防止药液外渗。一旦发现药液外渗，应立即拔针停止注射，局部用25%~50%硫酸镁湿敷。

【自测题】

【A1型题】

1. 新生儿期是指从出生后脐带结扎开始至

A. 满7天　　B. 满28天

C. 满29天　　D. 满30天

E. 满1个月

2. 早产儿是指

A. 胎龄满37周至未满42周的新生儿

B. 胎龄满28周至产后1周的新生儿

C. 胎龄满28周至未满40周的新生儿

D. 胎龄满28周至未满37周的新生儿

E. 胎龄超过42周的新生儿

3. 低出生体重儿是指

A. 出生体重 <1000g 的新生儿 B. 出生体重 <1500g 的新生儿

C. 出生体重 <2500g 的新生儿 D. 出生体重 <3000g 的新生儿

E. 出生体重 >4000g 的新生儿

4. 正常足月儿是指

A. 胎龄 ≥ 28 周并 <37 周的新生儿

B. 胎龄 ≥ 28 周并 <40 周的新生儿

C. 胎龄 ≥ 28 周并 <42 周的新生儿

D. 胎龄 ≥ 37 周并 <42 周的新生儿

E. 胎龄 ≥ 42 周以上的新生儿

5. 正常新生儿呼吸系统特点描述哪项错误

A. 呼吸节律不规律 B. 呼吸主要靠膈肌的升降

C. 呼吸中枢发育不完善 D. 以胸式呼吸为主

E. 呼吸频率较快，40~45 次 / 分

6. 足月新生儿出生时存在，以后永不消失的反射是

A. 觅食反射 B. 角膜反射

C. 握持反射 D. 颈肢反射

E. 腹壁反射

7. 不属于高危新生儿的是

A. 孕母患妊娠期高血压疾病 B. 出生 Apgar 评分 9 分

C. 母亲过去有死胎史 D. 孕母患糖尿病

E. 过期产儿

8. 分娩时产房的室温应保持在

A. 18~20℃ B. 20~22℃

C. 26~28℃ D. 24~26℃

E. 28~30℃

9. 新生儿生理性体重下降占出生时体重的

A. 1%~3% B. 3%~9%

C. 6%~10% D. 10%~15%

E. 15%~20%

10. 新生儿生理性体重下降时间应是出生后

A. 1~2 天内 B. 3~4 天内

C. 5~6 天内 D. 7~10 天内

E. 11~14 天内

11. 适合新生儿沐浴的水温是

A. 34~35℃ B. 36~37℃
C. 37~38℃ D. 39~41℃
E. 40~42℃

12. 适合新生儿沐浴的室温是

A. 18~20℃ B. 22~24℃
C. 23~26℃ D. 24~25℃
E. 26~28℃

13. 不属于新生儿特殊生理状态的是

A. 马牙 B. 生理性黄疸
C. 新生儿湿疹 D. 假月经
E. 乳腺肿大

14. 不符合足月儿外观特点的是

A. 皮肤红润，胎毛少 B. 皮下脂肪少
C. 耳壳软骨发育好 D. 乳晕明显，有结节
E. 指甲长过指端

15. 新生儿喂乳后应取的体位是

A. 左侧卧位 B. 右侧卧位
C. 仰卧位 D. 头高位
E. 俯卧位

16. 下列符合早产儿外观特点的是

A. 皮肤红润，胎毛少 B. 耳壳软骨发育好
C. 乳晕明显，有结节 D. 头发分条清楚
E. 足底光滑，纹理少

17. 新生儿排胎粪的时间为

A. 生后6小时内 B. 生后12小时内
C. 生后12小时内 D. 生后24小时内
E. 生后24小时内

18. 新生儿排尿的时间为

A. 生后6小时内 B. 生后12小时内
C. 生后24小时内 D. 生后36小时内
E. 生后48小时内

19. 新生儿生后脐带脱落的时间一般为

A. 1~7天　　B. 8~12天
C. 13~20天　　D. 22~28天
E. 29~35天

20. 胎儿娩出后，护士首先进行的护理措施是
A. 保暖　　B. 预防接种
C. 结扎脐带　　D. 清理呼吸道
E. 新生儿Apgar评分

21. 新生儿脐带脱落后脐窝有分泌物时，正确的处置方法为
A. 先用过氧化氢，再用碘伏　　B. 先用过氧化氢，再用硝酸银
C. 先用碘伏，再用硝酸银　　D. 先用乙醇，再用碘酒
E. 先用乙醇，再用碘伏

22. 受母体雌激素的影响新生儿可发生
A. 生理性体重下降　　B. 生理性黄疸
C. 乳腺肿大　　D. 新生儿红斑
E. 粟粒疹

23. 早产儿出生后最重要的护理措施是
A. 保暖　　B. 防止窒息
C. 试喂葡萄糖水　　D. 预防感染
E. 预防出血

24. 为预防早产儿出血，维生素K_1的正确使用方法是
A. 口服，连用3天　　B. 口服，连用4天
C. 肌注，连用3天　　D. 肌注，连用4天
E. 肌注，连用5天

25. 早产儿易发生呼吸暂停，主要是因为
A. 缺乏肺泡表面活性物质　　B. 呼吸中枢发育不完善
C. 肺泡数量相对少　　D. 肋间肌不发达
E. 肺间质含血丰富

26. 早产儿呼吸暂停发作时给予的正确处理是
A. 肌注吗啡　　B. 拍打足底
C. 肌注阿托品　　D. 静注肾上腺素
E. 静注地塞米松

27. 与早产儿神经系统成熟度关系最密切的是
A. 血糖　　B. 日龄

C.胎龄
D.身高
E.体重

28.暖箱温度的调节主要是根据早产儿的
A.体温和胎龄
B.体重和心率
C.日龄和血压
D.呼吸和体温
E.日龄和体重

29.早产儿出现呼吸暂停是指
A.呼吸停止时间<10秒，伴心率>100次/分及发绀
B.呼吸停止时间为10~15秒
C.呼吸停止时间<15秒，伴心率>100次/分及发绀
D.呼吸停止时间为15~20秒，伴心率<100次/分及发绀
E.呼吸停止时间<20秒，伴心率>100次/分及发绀

30.早产儿对下面哪种营养素消化、吸收较差
A.脂肪
B.矿物质
C.蛋白质
D.维生素
E.碳水化合物

31.早产儿护理中哪项错误
A.注意保暖
B.合理喂养
C.预防感染
D.体重2000g以下可预防接种
E.预防窒息

32.易发生肺透明膜病的早产儿因缺乏
A.肺泡表面活性物质
B.维生素D
C.蛋白质
D.凝血因子
E.维生素K

33.新生儿呼吸窘迫综合征的临床特点是
A.持续低体温
B.不吃、不哭、不动
C.惊厥
D.肝、脾大
E.生后6小时内进行性呼吸困难、发绀

34.新生儿出生后进行Apgar评分的评价指标不包括
A.皮肤颜色
B.对光反射
C.心率
D.呼吸
E.肌张力

35.新生儿窒息，护士首要的护理措施是

A.保暖　B.擦干羊水
C.母乳喂养　D.清理呼吸道
E.新生儿Apgar评分

36.新生儿缺氧缺血性脑病最主要的临床表现是
A.意识改变和肌张力的变化　B.循环系统表现
C.意识无改变　D.呼吸系统变化
E.心率减慢

37.新生儿缺氧缺血性脑病患儿行CT检查最适宜的时间为生后
A. 1天　B. 2~5天
C. 6~7天　D. 8~9天
E. 15天

38.护理新生儿颅内出血时下列正确的是
A.保持安静，避免声、光刺激　B.不断吸痰
C.快速大量输液　D.高浓度吸氧
E.快速大量输入新鲜血

39.引起新生儿颅内出血的主要病因是
A.受寒或感染　B.缺氧或产伤
C.受寒或缺氧　D.缺氧或感染
E.感染或产伤

40.新生儿颅内出血的护理哪项不妥
A.保持环境安静　B.持续平卧位
C.喂乳时不能抱起　D.头皮静脉穿刺选用留置针
E.各项护理操作尽量集中进行

41.预防新生儿颅内出血的关键措施为
A.生后积极建立呼吸　B.生后及时吸氧
C.及时注射维生素K　D.保持安静，少搬动
E.加强孕期保健

42.新生儿颅内出血最常见的后遗症是
A.癫痫　B.智力障碍
C.脑积水　D.脑性瘫痪
E.听力障碍

43.新生儿颅内出血患儿降低颅压应首选
A.呋塞米　B.50%葡萄糖

C. 20%甘露醇　　D.苯巴比妥

E.无需处理

44.新生儿颅内出血的典型症状是

A.不吃、不哭、不动　　B.体温不升

C.呼吸困难　　D.先表现兴奋后出现抑制

E.全身硬肿

45.新生儿颅内出血脑脊液检查的典型表现是

A.外观浑浊　　B.白细胞数量增多

C.糖含量增多　　D.蛋白含量增多

E.有大量皱缩红细胞

46.关于生理性黄疸描述错误的是

A.生后2~3天开始出现黄疸

B.表现为食欲下降、哭声低弱

C.足月儿一般7~14天自然消退

D.早产儿血清胆红素浓度 <257μmol/L

E.足月儿血清胆红素浓度 <221 μmol/L

47.早产儿生理性黄疸持续时间不超过

A. 3周　　B. 4周

C. 5周　　D. 6周

E. 7周

48.新生儿黄疸最主要的护理问题是

A.营养失调　　B.气体交换受损

C.体温过高　　D.潜在并发症：胆红素脑病

E.有感染的危险

49.当胆红素大于多少时可导致胆红素脑病

A. 20mg/dl　　B. 18mg/dl

C. 16mg/dl　　D. 14mg/dl

E. 12mg/dl

50.对母乳性黄疸患儿最适宜的处理措施是

A.给予肝酶诱导剂　　B.间隔母乳喂养

C.蓝光照射　　D.换血疗法

E.输清蛋白

51.病理性黄疸的表现是

A. 胆红素每日上升不超过85μmol/L

B. 血清结合胆红素低于34μmol/L

C. 新生儿生后2天出现黄疸

D. 足月儿血清胆红素浓度>221μmol/L

E. 早产儿生后4周黄疸消退

52. 新生儿病理性黄疸每日胆红素上升超过

A. 2mg/dl　　B. 3mg/dl

C. 4mg/dl　　D. 5mg/dl

E. 12mg/dl

53. 关于新生儿病理性黄疸的病因以下哪项除外

A. 新生儿溶血症　　B. 新生儿败血症

C. 先天性食管闭锁　　D. 新生儿肝炎

E. 先天性胆道闭锁

54. 处理新生儿黄疸最常用的方法是

A. 使用清蛋白　　B. 使用血浆

C. 光照治疗　　D. 肝酶诱导剂

E. 加强保暖

55. 新生儿溶血症诊断的最主要依据为

A. 生后24小时内出现黄疸　　B. 贫血

C. 肝脾大　　D. 皮肤硬肿

E. 心力衰竭

56. 新生儿生理性黄疸的最主要原因为

A. 未结合胆红素产生较多　　B. 肝细胞摄取未结合胆红素能力差

C. 肝内葡萄糖醛酸转移酶不足　　D. 肠肝循环增加

E. 胆管阻塞

57. 新生儿换血疗法首选的血管是

A. 额上静脉　　B. 颞浅静脉

C. 手背静脉　　D. 足背静脉

E. 脐静脉

58. 关于新生儿黄疸健康教育的叙述，错误的是

A. 保存患儿衣物时勿放樟脑丸

B. 保持患儿大便通畅

C. 母乳性黄疸的患儿须停止母乳喂养

D. 红细胞G6PD缺陷的患儿，忌食蚕豆

E. 提早喂养

59. 确诊新生儿败血症最重要的是

A. 血清降钙素原升高　　B. 血白细胞数增高

C. 血沉增快　　D.C反应蛋白阳性

E. 血培养阳性

60. 新生儿败血症体温过高时首选的护理措施是

A. 用退热药　　B. 乙醇擦浴

C. 冰袋冷敷大血管处　　D. 冷盐水灌肠

E. 松开包被

61. 新生儿败血症常见的感染途径是

A. 皮肤感染　　B. 胎膜早破

C. 羊水穿刺　　D. 脐部感染

E. 消化道感染

62. 新生儿败血症最常见的并发症是

A. 支气管炎　　B. 骨髓炎

C. 化脓性脑膜炎　　D. 肺炎

E. 肺脓肿

63. 新生儿败血症最常见的致病菌是

A. 大肠埃希菌　　B. 真菌

C. 葡萄球菌　　D. 溶血性链球菌

E. 流感嗜血杆菌

64. 早产儿败血症的临床表现下列哪项不妥

A. 拒乳，精神萎靡　　B. 肝大

C. 伴有黄疸　　D. 体温升高

E. 白细胞增多或减少

65. 用抗生素治疗新生儿败血症时疗程需

A. 3~5天　　B. 5~7天

C. 8~12天　　D. 10~14天

E. 14~21天

66. 新生儿寒冷损伤综合征硬肿发生的顺序是

A. 下肢→臀部→面颊→上肢→全身

B. 臀部→面颊→下肢→上肢→全身

C.上肢→臀部→面颊→下肢→全身

D.面颊→臀部→上肢→下肢→全身

E.面颊→下肢→臀部→上肢→全身

67.新生儿寒冷损伤综合征治疗的关键是

A.防止皮肤破损　　B.保护性隔离

C.复温　　D.营养充足

E.对症治疗

68.寒冷损伤综合征患儿硬肿最早出现的部位是

A.面颊　　B.上肢

C.小腿　　D.胸部

E.臀部

69.新生儿寒冷损伤综合征患儿并发DIC时，下面实验室检查正确的是

A.血小板计数增加、凝血时间延长、纤维蛋白原降低

B.血小板计数减少、凝血时间延长、纤维蛋白原降低

C.血小板计数减少、凝血时间缩短、纤维蛋白原降低

D.血小板计数减少、凝血时间缩短、纤维蛋白原升高

E.血小板计数增加、凝血时间缩短、纤维蛋白原升高

70.新生儿寒冷损伤综合征常见诱发因素为

A.肺炎　　B.腹泻

C.黄疸　　D.寒冷

E.营养缺乏

71.新生儿低血糖主要见于

A.早产儿　　B.足月儿

C.过期产儿　　D.巨大儿

E.低体重儿

72.预防新生儿低血糖的主要措施是

A.尽早喂养　　B.监测体温

C.静脉补液　　D.观察病情

E.注意保暖

73.关于新生儿低钙血症的护理，下列不正确的是

A.在静脉注射钙的过程中，心率应大于80次/分

B. 10%葡萄糖酸钙快速静脉推注

C.心率小于80次/分，应暂停注射

D.一旦发生药液外渗，应更换注射部位

E.严密观察病情变化，防止喉痉挛的发生

【A2型题】

74.新生儿，女，胎龄36周出生，出生体重2.6kg，其出生体重在同胎龄儿平均体重的第8百分位。该新生儿属于

A.大于胎龄儿　B.低出生体重儿

C.适于胎龄儿　D.足月小样儿

E.小于胎龄儿

75.新生儿，女，胎龄35周出生，出生体重2.3kg，身长45cm，皮肤薄嫩，毳毛多，头发细而卷，乳晕不清，足底纹少。该新生儿属于

A.早产儿　B.足月儿

C.足月小样儿　D.小于胎龄儿

E.正常出生体重儿

76.孕40周出生的男婴，出生体重为3500g，身长为50cm，皮肤红润，胎毛少，头发分条清楚，整个足底遍及足纹。最可能为

A.足月小样儿　B.正常足月儿

C.早产儿　D.巨大儿

E.低出生体重儿

77.健康足月新生儿生后第2天，对其脐部的护理错误的是

A.每天检查有无渗血　B.保持脐部清洁、干燥

C.接触新生儿前后要洗手　D.不必严格执行无菌操作技术

E.用3%过氧化氢液清洗脐部

78.一健康女婴，足月顺产后6天，因出现阴道血性分泌物被父母送来医院，该现象最可能是

A.假月经　B.阴道直肠瘘

C.尿道阴道瘘　D.新生儿出血症

E.血友病

79.足月新生儿，女，出生6天。阴道流出少量血性液体，无其他出血倾向。反应好，吸吮有力，大小便正常。正确的护理措施是

A.无需处理　B.换血治疗

C.肌注立止血　D.静脉滴注安络血

E.连续肌注维生素$K_1$3天

80.某新生儿，日龄5天，出生体重3kg，目前体重2.8kg，妈妈担心孩子的体重会继

续下降，护士向妈妈解释孩子的体重将恢复正常，时间是

A. 1天内　　B. 7天内

C. 10天内　　D. 2周内

E. 3周内

81. 新生儿，女，出生7天。已完成乙肝疫苗接种，准备出院。家长询问第二次乙肝疫苗接种时间，护士回答正确的是

A. 1个月　　B. 3个月

C. 6个月　　D. 8个月

E. 9个月

82. 足月儿，出生6天，护士在进行出院宣教时，指导家长为患儿口服维生素D，正确的开始给药时间应在

A. 生后1周　　B. 生后2周

C. 生后3周　　D. 生后4周

E. 生后5周

83. 新生儿，女，日龄7天，出生后第5天发现乳腺肿大。目前应采取的护理措施是

A. 立即报告医师，及时诊疗　　B. 将内容物挤出

C. 使用抗生素　　D. 无需处理，并告知家长正确认识

E. 对患儿乳房进行热敷

84. 新生儿，出生6天，上腭中线和牙龈切缘上发现有散在黄白色小颗粒，约有米粒大小。下列处理正确的是

A. 用生理盐水清洗口腔　　B. 用3%过氧化氢清洗口腔

D. 用针头进行挑割　　C. 用2%碳酸氢钠清洗口腔

E. 不需处理

85. 早产儿，出生2天，胎龄34周。因发绀给予氧气吸入，为预防其氧中毒，正确的做法是

A. 给予机械正压通气　　B. 维持经皮血氧饱和度在88%~93%

C. 连续吸氧时间不超过7天　　D. 吸氧浓度在70%~80%

E. 维持动脉血氧分压在80~90mmHg

86. 早产儿，胎龄35周，目前体重2100g，护士应将室温保持在

A. 18~21℃　　B. 22~24℃

C. 24~26℃　　D. 27~28℃

E. 29~30℃

87. 早产儿，出生第1天，胎龄33周。目前体重1900g，护士应

A.保持室温在20℃　　B.母婴同室
C.使用暖箱保温　　D.给予氧气吸入
E.预防接种

88.新生儿，男，出生3天，30周早产儿，收住新生儿监护室。下列措施错误的是
A.保护性隔离
B.调节室温为20~22℃、湿度为50%~60%
C.与肺炎患儿分开安置
D.使用温箱保暖
E.接触患儿前后要洗手

89.早产儿，35周，生后4小时出现进行性呼吸困难、呻吟、发绀。胸片示两肺有散在细小颗粒及网状阴影。最可能的诊断是
A.新生儿窒息　　B.新生儿肺炎
C.新生儿缺氧缺血性脑病　　D.新生儿颅内出血
E.新生儿肺透明膜病

90.新生儿，男，经产钳助产娩出。出生后心率90次/分，呼吸浅慢，皮肤青紫，四肢稍屈，弹足底无反应。Apgar评分为
A.4分　　B.5分
C.6分　　D.7分
E.8分

91.患儿女，足月儿，因脐带绕颈，出生后1分钟Apgar评分为1分。经窒息复苏后，目前患儿仍嗜睡、反应差。此时对该患儿不恰当的护理是
A.头罩吸氧　　B.监测生命体征
C.立即开奶　　D.预防感染
E.注意保暖

92.患儿，男，出生11天，新生儿缺氧缺血性脑病后出现后遗症。出院时护士应重点给予的指导是
A.合理喂养，保证足够热量　　B.介绍病情及治疗
C.定期随访　　D.进行功能训练和智力开发
E.多晒太阳预防佝偻病

93.某新生儿，因围生期窒息出现昏睡、反应迟钝、肌张力低下，惊厥频繁发作，为控制惊厥，首选的药物是
A.苯妥英钠　　B.异丙嗪
C.地西泮　　D.苯巴比妥钠

E.水合氯醛

94.某胎龄38周的新生儿，因围生期窒息，生后出现嗜睡、肌张力低下，拥抱、吸吮反射减弱，诊断为新生儿缺氧缺血性脑病，进行亚低温治疗。此时，护士应持续监测的是

A.头罩温度　　B.暖箱温度

C.腋下温度　　D.室内温度

E.肛门温度

95.早产儿，日龄2天，出生1分钟 Apgar评分4分，今晨抽搐2次，哭声尖，阵发青紫，前囟饱满，脑脊液化验呈均匀血性，查血糖2.5mmol/L。最可能的诊断是

A.新生儿低钙血症　　B.新生儿低血糖症

C.新生儿颅内出血　　D.新生儿缺氧缺血性脑病

E.新生儿化脓性脑膜炎

96.患儿，女，出生13天，出生后诊断为颅内出血，经治疗后病情好转，留有后遗症。出院时护士应重点指导家长

A.测量血压的方法　　B.测量体重、身长、头围的方法

C.服用脑代谢激活剂　　D.补充叶酸、维生素B_{12}的方法

E.坚持治疗和随访

97.足月新生儿，女，出生1天，出生时有产钳助产史，生后8小时发现患儿两眼凝视，偶有尖叫。查体：心肺听诊无异常，拥抱反射减弱，前囟紧张。诊断为新生儿颅内出血。首要的护理问题是

A.营养失调　　B.自主呼吸障碍

C.有皮肤完整性受损的危险　　D.潜在并发症：颅内压力增高

E.有感染的危险

98.新生儿，男，出生3天。体重3200g，皮肤、巩膜发黄，血清总胆红素280μmol/L。对该新生儿的观察重点是

A.尿量　　B.瞳孔

C.体重　　D.体温

E.皮肤、巩膜黄染的程度

99.某足月新生儿，出生5天。面部黄染，血清胆红素180μmol/L，吃奶好，反应好，大小便正常。家属询问出现黄疸的原因，护士正确的回答是

A.生理性黄疸　　B.新生儿肝炎

C.新生儿败血症　　D.新生儿溶血症

E.新生儿胆道闭锁

100. 患儿，女，出生8天。诊断为新生儿黄疸，收入院行蓝光治疗。光疗时，护士应特别注意

A. 保护眼睛

B. 光疗的时间一般为24~48小时，不宜超过3天

C. 照射时间长时，注意补充维生素B_2

D. 停止光疗应以黄疸消退和血清胆红素下降为依据

E. 光疗的同时应方便母乳喂养

101. 男婴，孕38^{+1}周顺产。出生体重3300g，采用母乳喂养，第3天皮肤逐渐出现黄染，现生后第5天，食欲及大小便均正常，经皮肤测胆红素值为160μmol/L。护士对母亲进行健康指导，目前对小儿正确的护理是

A. 蓝光照射　　B. 按需哺乳

C. 抗感染　　D. 换血疗法

E. 暂停母乳喂养

102. 新生儿，出生10小时，发现皮肤、黏膜及巩膜黄染，精神差，查血清胆红素255μmol/L，其他未见异常。考虑患儿最可能的诊断是

A. 生理性黄疸　　B. 先天性胆管阻塞

C. 母乳性黄疸　　D. 败血症

E. 新生儿溶血症

103. 患儿，男，出生3天，母亲发现其面部轻度黄疸，询问护士关于生理性黄疸出现的时间，应为出生后

A. 2~3天　　B. 4~5天

C. 6~7天　　D. 8~9天

E. 10~12天

104. 新生儿，男，出生3天。体重3100g，皮肤巩膜发黄，血清总胆红素285μmol/L。根据该新生儿的临床表现，应考虑为

A. 正常新生儿　　B. 生理性黄疸

C. 高胆红素血症　　D. 新生儿低血糖

E. 新生儿颅内出血

105. 足月儿，生后2周，黄疸逐渐加重，肝脏呈进行性增大，大便呈灰白色，家长咨询其原因，护士的正确解释是

A. 生理性黄疸　　B. 母乳性黄疸

C. 新生儿溶血症　　D. 新生儿败血症

E. 新生儿胆道闭锁

106. 足月新生儿，生后第2天出现黄疸，精神差，血清未结合胆红素为228μmoL/L，考虑“新生儿ABO血型不合溶血病”。最常见的母婴血型是

A. 母A型、子O型　　B. 母B型、子O型

C. 母O型、子A型　　D. 母AB型、子B型

E. 母AB型、子A型

107. 早产儿，出生1天，全身皮肤黄染，诊断为新生儿溶血病，患儿出现拒食、精神反应差、嗜睡、肌张力减退。应考虑该患儿并发了

A. 败血症　　B. 颅内出血

C. 胆红素脑病　　D. 病毒性脑炎

E. 缺氧缺血性脑病

108. 新生儿，出生2天，生后15小时出现皮肤黄染，现黄疸明显加重。为确定病因，该患儿首要的辅助检查为

A. 肝胆B超　　B. 母婴血型

C. 尿常规　　D. 肝功能

E. 血常规

109. 患儿，女，足月新生儿。出生10天，吃奶尚可。脐部出现红肿、渗液，最可能的诊断是

A. 新生儿蜂窝织炎　　B. 新生儿脐炎

C. 新生儿湿疹　　D. 新生儿脓疱疮

E. 新生儿败血症

110. 患儿，女，出生4天。母乳喂养。出生第3天食奶量明显减少，第4天皮肤出现黄染而就诊。体检：体温36℃，脐部红肿伴有脓性分泌物，诊断为新生儿脐炎。局部皮肤常用的消毒药物是

A. 30%乙醇　　B. 90%乙醇

C. 0.1%新洁尔灭（苯扎溴铵）　　D. 甲紫

E. 0.5%碘伏

111. 患儿，女，足月儿，出生6天。母乳喂养。出生第3天食奶量明显减少，第4天皮肤出现黄染而就诊。体检：体温37.8℃，脐部周围皮肤红肿，诊断为新生儿脐炎。此疾病最常见的病原菌是

A. 大肠埃希菌　　B. 铜绿假单胞菌

C. 溶血性链球菌　　D. 金黄色葡萄球菌

E. 真菌

112. 患儿，出生5天。母乳喂养。出生第3天食奶量明显减少，第4天皮肤出现黄

染而就诊。体检：体温37℃，脐部周围皮肤红肿，诊断为新生儿脐炎。首要的护理措施是

A.彻底清除局部感染灶　　B.高蛋白饮食

C.有效保温　　D.防止感染

E.防止外伤

113.足月新生儿，有胎膜早破史，生后第3天开始拒乳、反应差、哭声低弱。查体：体温38.8℃，前囟平软，全身皮肤黄染，心肺（–），肝肋下3.5cm；血白细胞28×10^9/L。最可能的诊断是

A.新生儿败血症　　B.新生儿硬肿症

C.新生儿颅内出血　　D.新生儿溶血病

E.新生儿生理性黄疸

114.患儿，出生12天，诊断为新生儿败血症。今日出现面色青灰、吐奶、前囟隆起、尖叫、面部抽动。该患儿可能并发

A.缺氧缺血性脑病　　B.化脓性脑膜炎

C.高血压脑病　　D.颅内出血

E.脑积水

115.患儿，女，早产，日龄4天。现该患儿反应低下，拒乳，哭声低弱，下肢及臀部皮肤暗红、发硬、压之凹陷，拟诊为新生儿寒冷损伤综合征。在进一步收集的评估资料中，对判断病情最有价值的是

A.体温　　B.体重

C.脉搏　　D.呼吸

E.血压

116.新生儿，女，出生第5天，因全身冰冷、拒奶1天入院。查体：T35℃，反应差，皮肤呈暗红色，双小腿皮肤硬如橡皮。最可能的诊断是

A.新生儿水肿　　B.新生儿红斑

C.新生儿寒冷损伤综合征　　D.新生儿皮肤脓疱疮

E.新生儿皮下坏疽

117.患儿，男，早产儿，胎龄36周，出生9天。近2天发现患儿不吃、不哭、反应差。查体：体温34℃，臀部、下腹部、大腿及小腿外侧皮肤暗红色，触之凉、硬、肿，考虑为新生儿寒冷损伤综合征。首选的治疗是

A.复温　　B.维持有效呼吸

C.合理喂养　　D.遵医嘱用药

E.预防感染

118. 患儿，女，早产儿，胎龄32周，出生6天，近3日患儿哭声减弱，活动减少，拒乳，反应低下，体温28℃，臀部、下腹部、大腿及小腿外侧皮肤发硬，按之如橡皮样，考虑为新生儿寒冷损伤综合征。恢复正常体温需要时间是

A. 1~2小时　　B. 2~4小时

C. 4~6小时　　D. 6~12小时

E. 12~24小时

119. 患儿男，日龄8天，孕36周早产。因皮肤发黄、反应差1天入院。入院后患儿拒食，体温32℃，皮肤明显发黄；左下肢外侧发硬、凉、肿，血清胆红素221μmol/L，首优的护理诊断是

A. 潜在并发症：胆红素脑病　　B. 体温过低

C. 营养失调　　D. 有感染的危险

E. 潜在并发症：弥散性血管内凝血

120. 新生儿，女，胎龄35周，生后第1天，基本情况可。其母尚无乳汁分泌。为预防新生儿低血糖，护理措施重点是

A. 可试喂米汤　　B. 及时喂葡萄糖水

C. 给予早产儿配方奶粉　　D. 配合进行静脉输注葡萄糖液

E. 等待母亲乳汁开始分泌再开奶

121. 某新生儿确诊为低钙血症，遵医嘱静脉注射10%葡萄糖酸钙，护士要注意观察的是

A. 防止心动过缓，保持心率>80次/分

B. 防止心动过缓，保持心率>90次/分

C. 防止心动过缓，保持心率>100次/分

D. 防止心动过速，保持心率<80次/分

E. 防止心动过速，保持心率<100次/分

【A3/A4型题】

（122~125题共用题干）患儿，男，35周早产。生后反应差，阵发性青紫，肌张力低。实验室检查：血糖1.8mmol/L，诊断为新生儿低血糖。

122. 常见病因是

A. 足月儿　　B. 巨大儿

C. 早产儿　　D. 正常出生体重儿

E. 过期产儿

123. 需要静脉补充葡萄糖，其速度应是

A. 1~2mg/（kg・min）　　B. 3~4mg/（kg・min）

C. 4~5mg/（kg · min）　　D. 6~8mg/（kg · min）

E. 9~10mg/（kg · min）

124. 该患儿主要的护理措施是

A. 观察体温　　B. 给予高蛋白饮食

C. 监测血糖变化　　D. 防止外伤

E. 注意保暖

125. 应对该小儿进行的预防接种是

A. 乙肝疫苗　　B. 麻疹疫苗

C. 乙脑疫苗　　D. 百白破三联疫苗

E. 甲肝疫苗

（126~128题共用题干）患儿，男，生后半小时，出生体重1900g，皮肤毳毛多，头发细软，耳郭软不成形，乳腺无结节，四肢肌张力低下，现患儿体温35℃，转儿科治疗。

126. 根据患儿的特征，此新生儿可能为

A. 足月小样儿　　B. 正常足月儿

C. 早产儿　　D. 极低出生体重儿

E. 超低出生体重儿

127. 对该患儿的护理，首要的是

A. 预防接种　　B. 保暖，维持体温稳定

C. 按医嘱使用抗生素　　D. 消毒隔离

E. 保持皮肤清洁干燥

128. 为防止出血症，应对该患儿肌注

A. 维生素 B_6　　B. 维生素 D_3

C. 右旋糖酐铁　　D. 维生素 K_1

E. 维生素 B_{12}

（129~130题共用题干）新生儿，出生时全身青紫，弹足底无反应，心率60次/分，呼吸浅慢，四肢稍屈。

129. 该患儿 Apgar评分为

A. 3分　　B. 4分

C. 5分　　D. 6分

E. 7分

130. 应立即采取急救措施是

A. 给氧　　B. 扩充血容量

C. 降低颅内压　　D. 抗心衰

E.按ABCDE程序复苏

（131~133题共用题干）患儿，男，出生2天，出生体重4kg，曾用产钳助产，今出现惊厥、高声尖叫、双眼凝视、前囟饱满。血常规示：Hb65g/L，RBC3.0×10^{12}/L。

131.该患儿最可能的诊断为

A.新生儿败血症　　B.新生儿病毒性脑膜炎

C.新生儿颅内出血　　D.新生儿化脓性脑膜炎

E.新生儿肺炎

132.入院第2天，值班护士在巡视中，发现患儿呼吸困难加重，呼吸不规则，双侧瞳孔不等大，瞳孔对光反射明显迟钝。此时应考虑的并发症是

A.化脓性脑膜炎　　B.病毒性脑膜炎

C.脑积水　　D.脑疝

E.胆红素脑病

133.为抢救患儿，此时应采取的最重要的护理措施是

A.用抗生素控制感染　　B.20%甘露醇降颅压

C.静脉推注肾上腺素　　D.光照疗法

E.静脉推注地塞米松

（134~136题共用题干）患儿，女，出生15小时，因皮肤黄染而入院。入院诊断为新生儿溶血症。其胞姐因新生儿溶血症而死亡。

134.该患儿主要的潜在并发症是

A.新生儿颅内出血　　B.胆红素脑病

C.新生儿硬肿症　　D.新生儿呼吸窘迫综合征

E.新生儿败血症

135.对该患儿的护理措施下列哪项错误

A.加强保暖，维持体温稳定　　B.推迟喂乳，以防窒息

C.做好蓝光疗法准备　　D.按医嘱输入清蛋白

E.按医嘱输入血浆

136.该患儿最主要的潜在并发症早期表现为

A.惊厥　　B.体温升高

C.尖叫　　D.听力下降

E.吸吮力弱，肌张力减退

（137~141题共用题干）新生儿，出生6天。近2天来出现反应差，拒乳、全身皮肤黄染，发热：体温38.9℃，脐部皮肤红肿，有较多脓性分泌物，初步诊断为新生儿败血症。

137.有助于进一步确诊的辅助检查是

A. 血常规　　B. 血培养
C. 血清胆红素　　D. 尿培养
E. 血生化

138. 患儿最可能的感染途径是

A. 脐部　　B. 口腔黏膜
C. 呼吸道　　D. 消化道
E. 泌尿道

139. 最可能的病原菌是

A. 大肠埃希菌　　B. 葡萄球菌
C. 溶血性链球菌　　D. 流感嗜血杆菌
E. 铜绿假单胞菌

140. 以下护理措施不正确的是

A. 做好脐部护理　　B. 遵医嘱使用有效抗生素
C. 给予鼻饲喂养　　D. 密切观察病情变化
E. 乙醇擦浴

141. 若患儿出现面色青灰、呕吐、尖叫、惊厥、双眼凝视、前囟饱满，应考虑并发

A. 化脓性脑膜炎　　B. 颅内出血
C. 低血钙　　D. 肺出血
E. 低血糖

（142~143题共用题干）34周早产儿，生后第6天出现烦躁不安、肌肉抽动及震颤，无窒息及产伤史，查血清总钙为1.4mmol/L，血糖为2.8mmol/L。

142. 患儿最可能的诊断是

A. 缺氧缺血性脑病　　B. 颅内出血
C. 胆红素脑病　　D. 低钙血症
E. 低血糖

143. 应首先采取的护理措施是

A. 静脉输注10%葡萄糖液
B. 10%葡萄糖酸钙加5%葡萄糖液稀释后缓慢静脉注射
C. 复温
D. 用抗生素控制感染
E. 合理喂养

（曾　滟）

第八章　营养障碍性疾病患儿的护理

【重点难点】

重点　营养不良、维生素D缺乏性佝偻病、维生素D缺乏性手足搐搦症的身体状况、护理诊断及护理措施。

难点　佝偻病的发病机制。

【常见考点】

第一节　营养不良

考点一　营养不良的主要病因

摄入不足　喂养不当是导致营养不良的主要原因。

考点二　营养不良的身体状况和并发症

1. 身体状况

（1）体重下降　最早是体重不增。

（2）皮下脂肪逐渐减少　顺序先是腹部，其次是躯干、臀部、四肢，最后为面颊部。

（3）各系统器官功能低下。

2. 并发症

（1）营养性贫血　以缺铁性贫血最常见。

（2）维生素及微量元素缺乏。

（3）感染。

（4）自发性低血糖　若不及时处理，有死亡危险。

考点三　婴幼儿营养不良的临床分度

轻度营养不良体重低于正常均值15%~25%，腹部皮下脂肪厚度0.8~0.4cm；中度营养不良体重低于正常均值25%~40%，腹部皮下脂肪厚度<0.4cm；重度营养不良体重低

于正常均值>40%，腹部皮下脂肪消失。

考点四　能量和蛋白质供给原则

1. 能量供给

（1）轻度营养不良可从每日60~80kcal/kg开始。

（2）中重度营养不良可从每日45~55kcal/kg开始。

2. 蛋白质供给　从每日1.5~2.0g/kg开始，逐步增加到每日3.0~4.5g/kg。

考点五　自发性低血糖的观察和处理

重度营养不良患儿易在夜间或清晨时发生，突然面色灰白、神志不清、脉搏减慢、呼吸暂停、体温不升等，一旦发生，需立即注射25%~50%葡萄糖溶液进行抢救。

第二节　儿童单纯性肥胖

考点　肥胖的诊断和分度标准

儿童体重超过同性别、同身高正常儿童均值20%以上者即为肥胖，超过20%~29%者为轻度肥胖，超过30%~49%者为中度肥胖，超过50%以上者为重度肥胖。

第三节　维生素D缺乏性佝偻病

考点一　维生素D的来源、转化和作用

1. 来源　皮肤的光照合成（内源性维生素D），是主要来源。

2. 转化　经过肝、肾两次羟化作用后才能发挥生物效应。具有很强生物活性的是1，25-二羟胆骨化醇［1，25-（OH）$_2D_3$］。

3.作用

（1）促进小肠黏膜对钙、磷的吸收。

（2）促进肾小管对钙、磷的重吸收。

（3）促进钙、磷在骨样组织的沉积，促进旧骨中的骨盐溶解。

考点二　佝偻病的病因

日光照射不足是最主要的病因；其他病因有：围生期维生素D不足、维生素D摄入不足、维生素D需要量增加、疾病及药物影响。

考点三　佝偻病的分期及身体状况

1. 分期　初期、激期、恢复期和后遗症期。

2. 身体状况

（1）初期（6个月内多见）：主要表现为神经精神症状。

（2）激期：主要表现为骨骼改变和运动功能、神经精神发育迟缓。①头部：颅骨软化（3~6个月多见），方颅（7~8个月多见），前囟增大或迟闭，牙釉质发育差。②胸部：多见于1岁左右，肋骨串珠（7~10肋明显），肋膈沟，鸡胸，漏斗胸。③四肢：手镯、足镯征（6个月以上），“O”形腿或“X”形腿（1岁左右）。

考点四 佝偻病的治疗要点

口服维生素D制剂为主，2000~4000IU/d或1，25-（OH）$_2D_3$ 0.5~2.0μg/d，持续4~6周之后改为预防量400IU/d；适当补充钙剂。

考点五 佝偻病的护理要点

补充维生素D剂量大时宜使用单纯维生素D制剂；避免过早、过久地坐、站、走，以免发生或加重骨骼畸形；预防维生素D中毒需严格按照医嘱用药。

考点六 佝偻病预防方法

妊娠后期口服维生素D制剂400~800IU/d。生后2周开始口服维生素D制剂，足月儿400IU/d，早产、双胎、低出生体重儿800IU/d，3个月后改为400IU/d，可补充至2岁。

第四节 维生素D缺乏性手足搐搦症

考点一 手足搐搦症的主要原因

甲状旁腺不能代偿分泌增加，导致血钙持续下降，当血总钙低于1.75~1.88mmo1/L以下时，即可导致神经肌肉兴奋性增高，出现抽搐。

考点二 手足搐搦症的典型表现和隐性体征

典型症状为惊厥、手足搐搦和喉痉挛。隐性体征为面神经征、腓反射、陶瑟征。

考点三 急救处理

保持呼吸道通畅，吸氧；先止惊——再补钙——最后补维生素D。

考点四 惊厥发作的护理要点

（1）就地抢救；患儿平卧位，头偏一侧，以保持呼吸道通畅；保持安静，减少不良刺激。惊厥发作时防止碰伤、骨折、坠床、摔伤及舌（唇）咬伤等。

（2）静脉注射地西泮要慢，每分钟不超过1mg，以免抑制呼吸。钙剂稀释1~3倍后缓慢静脉推注，选择较大的血管以防钙剂外渗。

【自测题】

【A1型题】

1. 引起营养不良最常见的原因是

A. 早产　　B. 先天畸形
C. 喂养不当　　D. 慢性腹泻
E. 长期发热

2. 营养不良患儿最早出现的症状是

A. 体重不增　　B. 皮下脂肪减少
C. 消瘦　　D. 肌肉松弛
E. 发育停滞

3. 营养不良患儿皮下脂肪最先减少的部位是

A. 面部　　B. 腹部
C. 躯干　　D. 臀部
E. 四肢

4. Ⅲ度营养不良患儿腹壁皮下脂肪厚度应是

A. 0.7~0.8cm　　B. 0.5~0.6cm
C. 0.3~0.4cm　　D. 0.1~0.2cm
E. 基本消失

5. 护理Ⅲ度营养不良患儿，应特别注意观察可能发生

A. 重度贫血　　B. 低钠血症
C. 低钾血症　　D. 低血糖症
E. 继发感染

6. 营养不良患儿出现营养不良性水肿的主要原因是

A. 肾衰竭　　B. 心功能不全
C. 血浆蛋白浓度降低　　D. 血清钠浓度低
E. 肝硬化

7. Ⅱ度营养不良患儿体重低于正常平均值的

A. 10%　　B. 10%~15%
C. 15%~25%　　D. 25%~40%
E. 40%

8. 婴幼儿营养不良时检测皮下脂肪厚度最常用的部位是

A. 大腿内侧　　B. 上臂外侧

C.面颊部　　D.腹部脐旁乳头线上

E.脐旁胸骨旁线上

9.营养不良患儿每天供给的热量应

A.由少量逐渐增至稍低于正常需要量

B.由少量逐渐增至正常需要量

C.由少量逐渐增至超过正常需要量

D.由少量迅速增至正常需要量

E.由少量迅速增至稍低于正常需要量

10.最能反映婴儿营养状况的指标是

A.胸围　　B.牙齿数量

C.身长　　D.体重

E.脂肪厚度

11.营养不良患儿最易发生的并发症是

A.营养性贫血　　B.牙龈水肿

C.鼻出血　　D.口腔炎

E.肺炎

12.营养不良伴维生素缺乏最常见的是

A.维生素A　　B.维生素B

C.维生素C　　D.维生素D

E.维生素K

13.营养不良患儿每天供给的蛋白质应

A.从每天1.5~2.0g/kg开始，逐步增加到每天3.0~4.5g/kg

B.从每天1.5~2.0g/kg开始，逐步增加到每天4.0~5.5g/kg

C.从每天1.5~2.0g/kg开始，逐步增加到每天5.0~5.5g/kg

D.从每天1.5~2.0g/kg开始，逐步增加到每天6.0~6.5g/kg

E.从每天1.5~2.0g/kg开始，逐步增加到每天6.5~7.0g/kg

14.对营养不良患儿的护理不当的是

A.根据营养不良的程度、消化功能来调整饮食的量及种类

B.改善食欲，促进消化

C.与感染性疾病患儿分室居住

D.计算补液量宜偏高

E.积极治疗原发病

15.苯丙酸诺龙治疗营养不良的主要药理作用是

A.促进消化
B.促进机体蛋白质合成
C.降低血糖，增加饥饿感
D.改善味觉
E.清除肠道寄生虫

16.体重超过标准体重多少称为肥胖
A. 5%
B. 10%
C. 15%
D. 20%
E. 25%

17.儿童肥胖症常见于
A.婴儿期、5~6岁和青春期
B.婴儿期、幼儿期
C.幼儿期、学龄期
D.学龄期、青春期
E. 5~6岁、学龄期

18.体重超过同性别、同身高正常儿童均值的20%~29%为下列哪项
A.肥胖症
B.重度肥胖
C.中度肥胖
D.轻度肥胖
E.以上都不是

19.人类维生素D的最主要来源是
A.日光照射皮肤产生
B.食入动物肝脏提供
C.食入蔬菜类提供
D.食入水果类提供
E.食入蛋类提供

20.人体维生素D的主要来源
A.乳类中的维生素D
B.蛋黄中的维生素D
C.猪肝中的维生素D
D.植物中的维生素D
E.皮肤中的7-脱氢胆固醇

21.维生素D需经哪两个重要脏器代谢才能发挥抗佝偻病作用
A.心、肝
B.肝、肺
C.脾、肾
D.肺、脾
E.肝、肾

22.下列维生素D中哪种活性最强
A.胆骨化醇
B. 25-羟胆骨化醇
C. 1，25-二羟胆骨化醇
D. 24，25-二羟胆骨化醇
E.以上都不是

23.佝偻病主要见于
A. 1岁以下小儿
B. 2岁以下小儿

C. 3岁以下小儿　　D. 5岁以下小儿
E. 8岁以下小儿

24. 维生素D缺乏性佝偻病的特征性病变的部位是
A. 肌肉　　B. 血液
C. 骨骼　　D. 大脑
E. 皮肤

25. 佝偻病患儿"O"形腿主要见于
A. 1~2个月小儿　　B. 3~6个月小儿
C. 8~9个月小儿　　D. 10~12个月小儿
E. 1岁以上小儿

26. 佝偻病颅骨软化多发的年龄是
A. 3个月以内　　B. 3~6个月
C. 6~9个月　　D. 9~12个月
E. 12个月以上

27. 下列哪项不是佝偻病骨样组织堆积造成的表现
A. 方颅　　B. 肋串珠
C. 肋膈沟　　D. 手镯征
E. 足镯征

28. 佝偻病时因骨质软化及膈肌牵拉而出现的骨骼畸形是
A. 肋骨串珠　　B. 漏斗胸
C. 鸡胸　　D. 郝氏沟
E. 脊柱侧弯

29. 佝偻病后遗症期主要表现为
A. 血磷下降，血钙正常　　B. 睡眠不安及多汗
C. 长骨X线示干骺端呈毛刷状　　D. 骨骼畸形
E. 肌肉韧带松弛

30. 佝偻病初期患儿的临床表现是
A. 颅骨软化　　B. 下肢畸形
C. 有肋膈沟　　D. 出现枕秃
E. 形成鸡胸

31. 佝偻病激期的主要临床表现是
A. 睡眠不安，易惊　　B. 骨骼系统改变
C. 多汗　　D. 全身肌肉松弛

E.语言发育迟缓

32.下列不属于佝偻病激期骨骼改变的是

A.颅骨软化　　B.鸡胸

C.前囟迟闭　　D.枕秃

E.肋骨串珠

33.关于佝偻病激期的血生化改变，下列哪项是不恰当的

A.血钙正常　　B.血磷明显降低

C.血钙、磷乘积<30　　D.碱性磷酸酶明显增高

E.以上均不是

34.维生素D缺乏后，血钙降低刺激机体代偿分泌增加的激素是

A.肾素　　B.胰岛素

C.甲状腺素　　D.甲状旁腺素

E.肾上腺素

35.预防维生素D中毒的关键措施是

A.定期测体重　　B.防治便秘

C.间断应用维生素D　　D.按医嘱正确用药

E.严密观察中毒症状

36.补充维生素D预防佝偻病一般开始于

A.生后1周　　B.生后2周左右

C.生后1个月　　D.生后6~7周

E.生后8~9周

37.口服治疗量维生素D治疗佝偻病的时间是

A.用至痊愈　　B.用至3岁

C.用4~6周　　D.用至症状消失

E.用3~6个月

38.婴儿预防佝偻病，每天服用维生素D的剂量是

A. 100~200IU　　B. 200~400IU

C. 400~800IU　　D. 1000~1500IU

E. 1500~2000IU

39.母乳喂养有利于预防佝偻病的主要原因是

A.母乳含不饱和脂肪酸多　　B.母乳中糖含量高

C.母乳中钙、磷比例合适　　D.母乳中SIgA多

E.母乳中乳清蛋白含量多

40.预防佝偻病应特别强调的是

A.合理喂养　　B.经常口服鱼肝油

C.经常口服钙片　　D.经常晒太阳

E.多吃含维生素D的食物

41.维生素D缺乏性手足搐搦症发生惊厥多见于

A.新生儿　　B.婴儿

C.幼儿　　D.学龄前儿童

E.学龄儿童

42.当血清钙浓度低于下列哪个数值时可引起手足抽搐

A. 1.4~1.5mmol/L　　B. 1.5~1.63mmol/L

C. 1.6~1.75mmol/L　　D. 1.75~1.88mmol/L

E. 2.0~2.13mmo/L

43.维生素D缺乏性手足搐搦症的直接原因是

A.维生素D缺乏　　B.血清磷浓度明显降低

C.碱性磷酸酶增高　　D.血清离子钙浓度降低

E.钙磷乘积降低

44.婴儿期无热惊厥最常见的原因是

A.高钙血症　　B.高钾血症

C.低钠血症　　D.低钾血症

E.低钙血症

45.维生素D缺乏性手足搐搦症的隐性体征不包括

A.Trousseau征　　B.腓反射

C.面神经征　　D.巴宾斯基征

E.A+B+C

46.面神经征检查时，叩诊锤轻轻叩击患儿

A.眼角　　B.颧弓

C.口角　　D.颧弓与眼角之间面颊部

E.下颏

47.维生素D缺乏性手足搐搦症患儿诊断为“有窒息的危险”，其危险因素主要是

A.意识不清引起舌后坠　　B.呼吸道被分泌物堵塞

C.呼吸肌麻痹　　D.床上物品堵塞口鼻

E.喉痉挛

48.维生素D缺乏性手足搐搦症患儿发生惊厥时，首先要

A. 应用止惊剂　　B. 应用钙剂
C. 应用呼吸兴奋剂　　D. 保证呼吸道通畅
E. 吸氧

49. 维生素D缺乏性手足搐搦症患儿发生喉痉挛时，防止窒息的措施错误的是
A. 立即吸氧　　B. 将舌体轻轻拉出口外
C. 头后仰　　D. 清理呼吸道分泌物
E. 上下牙间放牙垫，防止舌咬伤

50. 维生素D缺乏性手足搐搦症的治疗原则为
A. 补维生素D、补钙、止惊　　B. 补钙、止惊、补维生素D
C. 补维生素D、止惊、补钙　　D. 止惊、补维生素D、补钙
E. 止惊、补钙、补维生素D

【A2型题】

51. 患儿，女，1岁，体重6kg，身长70cm。精神萎靡，皮肤弹性差，腹部皮下脂肪0.3cm，肌肉松弛。该患儿最可能为
A. 佝偻病　　B. Ⅰ度营养不良
C. Ⅱ度营养不良　　D. Ⅲ度营养不良
E. 中度脱水

52. 患儿，女，10个月，足月产。反复腹泻一月余，每天5~6次，时稀时稠。生后混合喂养，未添加辅食。查体：神清，表情呆滞，体重4.8kg，腹软、腹壁脂肪消失。患儿住院2天晨起突然神志不清，面色苍白，脉搏细弱，呼吸微弱，出冷汗，首先应静脉注射的是
A. 氨茶碱　　B. 洛贝林
C. 地西泮　　D. 葡萄糖
E. 地高辛

53. 足月新生儿，出生2周。为预防维生素D缺乏性佝偻病的发生，应建议每日口服维生素D的剂量是
A. 200IU　　B. 400IU
C. 1000IU　　D. 1500IU
E. 2000IU

54. 患儿，男，3个月。因多汗、烦躁易惊、睡眠不安半月余，诊断为佝偻病初期。护士指导患儿正确的日光照射方法是
A. 每天在室内关窗晒太阳1小时
B. 每天在室内关窗晒太阳2小时

C.每日保证30分钟户外活动

D.每天要保证1~2小时户外活动

E.每天要保证8小时户外活动

55.患儿，女，4岁，体检发现“X”形腿，血钙正常。护士对患儿家长正确的指导是

A.补充钙剂　　B.补充维生素D

C.卧床休息　　D.按摩

E.手术治疗

56.患儿，女，10个月。多汗，睡眠不安。查体：可见枕秃、方颅、肋缘外翻。诊断为维生素D缺乏性佝偻病，护士采取的护理措施不正确的是

A.护理动作要轻柔　　B.勤洗澡勤换内衣

C.多带患儿到户外晒太阳　　D.添加含维生素D的食物

E.积极进行站立、行走锻炼

57.患儿，男，4个月。近1个月来烦躁，夜间啼哭，睡眠不安，易惊醒，汗多。吃奶少，大便稀，每天2~3次。出生后一直牛奶喂养。引起其睡眠不安最可能的原因是

A.生活环境不良　　B.缺少母乳喂养

C.父母日常护理不当　　D.缺乏维生素D

E.慢性腹泻

58.患儿，女，5个月。诊断为重症佝偻病，遵医嘱肌内注射维生素D。下列做法错误的是

A.选用较粗的注射针头　　B.深部肌内注射

C.每次注射部位要更换　　D.注射后2~3天加服钙剂

E.注射3个月后改为预防量口服

59.患儿，女，6个月，初步诊断为佝偻病。建议家长带患儿户外活动，正确的是

A.1周活动1次　　B.每天要保证5小时户外活动

C.夏季避免阳光直射　　D.尽量只暴露头面部

E.冬季在室内活动

60.患儿，男，3岁半。查体：鸡胸及轻度“X”形腿，血清钙及血清磷正常。可初步诊断为

A.佝偻病初期　　B.佝偻病激期

C.佝偻病恢复期　　D.佝偻病后遗症期

E.营养不良

61.患儿，男，2岁。平日多汗，易惊，睡眠不安。今日晒太阳后突然抽搐2次，每次1分钟左右，抽搐间期活泼如常。为明确抽搐的原因，护士应重点评估的指

标是

A. 头颅CT　　B. 血糖

C. 血钙　　D. 脑电图

E. 血钾

62. 患儿，男，10个月。3天前突然双眼上翻，面肌和四肢抽动急诊入院，诊断为维生素D缺乏性手足搐搦症。该患儿出院时，护士对家长进行健康指导最重要的内容是

A. 指导母乳喂养　　B. 提倡进行站立锻炼

C. 多抱患儿到户外晒太阳　　D. 添加含维生素D的食物

E. 处理惊厥和喉痉挛的方法

63. 4个月患儿，人工喂养。近日反复发作性吸气困难，伴有吸气时喉鸣音，急诊入院。查血钙1.7 mmol/L，其余正常。首先考虑该患儿出现了

A. 中毒性肺炎　　B. 喉痉挛

C. 气管异物　　D. 惊厥

E. 支气管哮喘

64. 患儿，女，6个月。冬季出生，人工喂养。平时睡眠不安、多汗，今日晒太阳后突然出现全身抽搐5~6次，每次1分钟左右，抽搐停止后一切活动正常，T37.8℃。应首先考虑

A. 癫痫　　B. 低血糖症

C. 高热惊厥　　D. 佝偻病

E. 维生素D缺乏性手足搐搦症

【A3/A4型题】

（65~69题共用题干）患儿，女，2岁。自幼牛乳喂养，未按要求添加辅食，有时腹泻，逐渐消瘦。体检：身高80cm，体重7000g，皮下脂肪减少，腹壁皮下脂肪厚度<0.4cm，皮肤干燥、苍白，肌张力明显减低，肌肉松弛，脉搏缓慢，心音较低钝。

65. 此患儿目前最可能的诊断是

A. 营养性缺铁性贫血　　B. 先天性甲状腺功能减低症

C. 营养不良　　D. 婴幼儿腹泻

E. 心功能不全

66. 假设此患儿清晨突然面色苍白、神志不清、体温不升、呼吸暂停。首先应考虑最可能的原因是

A. 急性心力衰竭　　B. 低钾血症引起的呼吸肌麻痹

C. 重度脱水伴休克　　D. 低钙血症引起的喉痉挛

E. 自发性低血糖

67. 在上述情况下，除立即给氧外，首先应采取的紧急抢救措施为

A. 给予呼吸兴奋剂

B. 输液纠正脱水

C. 立即测血糖，静注高渗葡萄糖

D. 立即测血钙，补充钙剂

E. 立即给强心剂治疗

68. 关于该患儿的补液原则，正确的是

A. 补液总量适量减少，滴速宜稍慢

B. 补液总量适量减少，滴速宜稍快

C. 补液总量适量减少，保持正常滴速

D. 补液总量适量增加，滴速宜稍慢

E. 补液总量适量增加，保持正常滴速

69. 患儿变化最为显著的血清学指标是

A. 红细胞计数　　B. 淋巴细胞计数

C. 白细胞计数　　D. 血清清蛋白浓度

E. 血红蛋白浓度

（70~73题共用题干）患儿，男，8个月。因夜间睡眠不安、多汗、易激惹就诊，出生后人工喂养，至今未加辅食。体检可见方颅、肋膈沟、手镯征。

70. 该患儿应考虑为

A. 佝偻病初期　　B. 佝偻病激期

C. 佝偻病后遗症期　　D. 营养不良

E. 骨软化病

71. 此病最主要的病因是

A. 维生素D缺乏　　B. 牛乳中钙磷不足

C. 血磷增高　　D. 未给母乳喂养

E. 甲状旁腺功能亢进

72. 对该患儿护理操作时重点要注意的是

A. 预防感染　　B. 动作要轻柔

C. 操作集中进行　　D. 注射部位要准确

E. 动作要快

73. 最有诊断价值的实验室指标是

A. 碱性磷酸酶升高　　B. 血钙、血磷下降

C. 甲状旁腺素升高　　D. 促甲状腺素下降

E. 25-（OH）D_3下降

（74~76题共用题干）患儿，男，4个月。人工喂养，因夜惊、多汗、烦躁及睡眠不安就诊。查体见有枕秃、颅骨软化，家长诉给小儿口服维生素D已经2天，每天4000IU。

74. 该患儿首要的护理诊断是

A. 生长发育改变　　B. 营养不足

C. 有感染的危险　　D. 有受伤的危险

E. 潜在并发症：低钙惊厥

75. 该患儿的护理要点是

A. 加强体格锻炼　　B. 适当补充钙剂

C. 注意保护性隔离　　D. 严密观察患儿病情

E. 多做户外活动

76. 为患儿家长进行指导时下列哪项不妥

A. 多晒太阳　　B. 逐渐增加含维生素D的食物

C. 适当补钙　　D. 可选用鱼肝油

E. 预防量为每天400~800IU

（77~79题共用题干）小儿4个月，人工喂养，平时易惊，多汗，睡眠少，近2日来咳嗽、低热，今晨突然双眼凝视，手足抽动。查体：枕后有乒乓球感。

77. 患儿最可能是

A. 血糖降低　　B. 血清钙降低

C. 血清镁降低　　D. 血清钠降低

E. 脑脊液细胞数增多

78. 可能的诊断是

A. 热性惊厥　　B. 低血糖症

C. 颅内感染　　D. 低钠血症

E. 维生素D缺乏性手足搐搦症

79. 止抽后的处理是

A. 静滴钙剂　　B. 供给氧气

C. 肌注呋塞米（速尿）　　D. 肌注维生素B_{12}

E. 静滴葡萄糖液

（80~82题共用题干）患儿，男，4个月。人工喂养，因惊厥入院，每日惊厥5~6次，每次约半分钟，查血钙1.7mmol/L。诊断为维生素D缺乏性手足搐搦症，入院后患儿再次惊厥。

80.对该患儿正确的护理措施是

A.抱起患儿紧急送到抢救室　　B.约束患儿肢体防止撞伤

C.针刺人中穴止惊　　D.将患儿平卧，头正中后仰

E.摇晃并大声呼唤患儿

81.对该患儿紧急处理时应选择

A.苯巴比妥钠肌内注射　　B.快速静脉推注10%葡萄糖酸钙

C.快速静脉注射20%甘露醇　　D.给维生素D 30万IU肌内注射

E.快速静脉注射地西泮

82.该患儿使用钙剂治疗错误的是

A. 10%葡萄糖酸钙5~10ml加入5%葡萄糖液5~20ml稀释

B. 10%葡萄糖酸钙稀释后缓慢静脉推注

C. 10%葡萄糖酸钙稀释后静脉滴注

D. 10%葡萄糖酸钙稀释后缓慢肌内注射

E. 惊厥停止后改为口服钙剂

（孔令红）

第九章　消化系统疾病患儿的护理

【重点难点】

重点　口炎和腹泻病的身体状况、护理诊断、护理措施、液体疗法常用溶液及配制、儿童液体疗法。

难点　液体疗法常用溶液及配制、儿童液体疗法。

【常见考点】

第一节　消化系统解剖生理特点

考点一　生理性流涎出现的时间

3~4个月婴儿唾液分泌开始增多，5~6个月时明显增多，但由于婴儿口底浅，尚不能及时吞咽全部唾液，常发生生理性流涎。

考点二　婴儿容易发生溢乳的原因

婴儿胃呈水平位，贲门括约肌松弛，幽门括约肌发育良好，吸奶时常因吞咽过多空气，易发生溢乳。

考点三　婴幼儿易发生肠扭转和肠套叠的原因

婴幼儿肠黏膜肌层发育差，肠系膜柔软而长，活动度大，易发生肠扭转和肠套叠。

考点四　婴幼儿肝特点

儿童年龄越小肝脏相对越大，正常婴幼儿肝可在右肋下触及1~2cm，柔软、无压痛，6~7岁后则不能触及。

考点五　婴儿肠道细菌特点

母乳喂养儿以双歧杆菌为主，人工喂养儿、混合喂养儿肠内的大肠埃希菌、嗜酸杆菌、双歧杆菌和肠球菌所占比例几乎相等。

考点六　健康婴儿粪便特点

1.胎粪　呈墨绿色糊状、无臭味，多在生后12小时内开始排出，如24小时内无胎粪排出，应注意有无肛门闭锁等消化道畸形。

2.人乳喂养儿粪便　为黄色或金黄色均匀糊状，有时微带绿色，无臭、呈酸性反应，每日2~4次。

3.人工喂养儿粪便　牛、羊奶喂养的婴儿，大便色淡黄，质较干，较臭。

4.混合喂养儿粪便　乳类同时加淀粉类喂养的婴儿，大便量多，质地较软，明显臭味。

第二节　口　炎

考点一　三种口炎的病原体

1.鹅口疮　又名雪口病，为白色念珠菌感染所致。

2.疱疹性口炎　由单纯疱疹病毒感染引起，传染性强。

3.溃疡性口炎　由链球菌、金黄色葡萄球菌、肺炎链球菌等细菌引起。

考点二　三种口炎的临床特点

1.鹅口疮　特征是口腔黏膜表面出现白色乳凝块样物，不宜擦去，强行拭去可见充血性创面。患处不痛，不流涎，不影响进食。

2.疱疹性口炎　局部表现为口腔黏膜早期呈散在或成簇的小水疱，水疱很快破溃形成溃疡。全身表现有拒食、流涎、哭闹、烦躁、发热。

3.溃疡性口炎　局部表现为初起时口腔黏膜充血、水肿，继而形成大小不等的糜烂面或浅溃疡，表面有灰白色假膜，易拭去。全身表现为烦躁、拒食、流涎，常有发热。

考点三　三种口炎的护理措施

1.保持口腔清洁　疱疹性口炎和溃疡性口炎，可用3%过氧化氢溶液或0.1%利凡诺溶液（含漱）清洗溃疡面。鹅口疮可用2%碳酸氢钠溶液清洗，以饭后1小时清洗为宜。

2.局部涂药　鹅口疮局部涂抹10万~20万U/ml制霉菌素鱼肝油混合液；疱疹性口腔炎局部可涂疱疹净（碘苷），亦可涂西瓜霜、锡类散、冰硼散等；溃疡性口腔炎局部涂2.5%~5%金霉素鱼肝油。

考点四　鹅口疮患儿使用过物品的处理

鹅口疮患儿使用过的水杯、奶瓶及奶嘴应放入5%碳酸氢钠溶液浸泡30分钟后，洗净再煮沸消毒。

第三节　婴幼儿腹泻

考点一　婴幼儿腹泻常见的病原体

人类轮状病毒是引起小儿秋冬季腹泻的最常见病原体；大肠埃希菌是引起夏季腹泻的最常见病原体。

考点二　小儿腹泻的病程分类

小儿腹泻根据病程可分为急性腹泻（病程在2周以内，最多见）、迁延性腹泻（病程在2周至2个月）和慢性腹泻（病程在2个月以上）。

考点三　重型腹泻与轻型腹泻最大的差别

重型腹泻与轻型腹泻最大的差别是看有无水、电解质及酸碱平衡紊乱。

考点四　不同程度脱水占体重的百分比

失水占体重的百分比：轻度3%~5%，中度5%~10%，重度>10%。

考点五　不同性质脱水的临床特点

临床最常见的脱水是等渗性脱水；口渴最明显的脱水是高渗性脱水；血压下降最明显的脱水是低渗性脱水。

考点六　不同程度代谢性酸中毒的临床表现

轻度酸中毒仅表现为呼吸稍快；中度酸中毒表现为口唇樱桃红色或发绀、精神萎靡或烦躁不安，重度呼吸深快、嗜睡甚至昏迷。

考点七　低钾血症出现的时间以及临床特点

血清钾离子浓度<3.5mmol/L时出现低钾血症。低钾血症容易出现在补液中以及脱水被纠正后。主要表现有神经、肌肉兴奋性降低，腱反射减弱或消失，腹胀，肠鸣音减弱，心音低钝等。

考点八　不同病原体肠炎所致腹泻的临床表现

1. 轮状病毒肠炎　秋冬季多见，以6~24个月小儿多见，常伴有上呼吸道感染，感染中毒症状不明显；大便次数多、量多、水分多，呈黄色水样或蛋花汤样便，含少量黏液。

2. 大肠埃希菌肠炎　多见于气温较高季节（5~8月份），水样便或黏液脓血便。

3. 金黄色葡萄球菌肠炎　长期使用广谱抗生素、菌群失调所致，典型大便为暗绿色似海水样。

4.真菌性肠炎　多为白色念珠菌感染，泡沫较多带黏液，有时可见豆腐渣样细块。

考点九　生理性腹泻的特点

多见于6个月以内的婴儿，外观虚胖，常见湿疹。生后不久即腹泻，但除大便次数增多外，小儿食欲、精神好，体重增长正常，不影响生长发育。添加辅食后，大便逐渐转为正常。

考点十　腹泻患儿的饮食调整措施

腹泻伴严重呕吐患儿暂禁食（不禁水）4~6小时。母乳喂养儿应继续母乳喂养，暂停辅食，少量多次喂哺。人工喂养儿可喂稀释奶或其他代乳品。病毒性肠炎，可暂停乳类喂养，改为豆制代乳品、发酵乳或去乳糖配方乳。

考点十一　静脉补钾的要点

输液后有尿时即可开始静脉补钾，氯化钾的浓度不超过0.3%，滴速不宜过快，严禁静脉推注，以免引起心脏骤停。

考点十二　纠正低钙血症和低镁血症

若补液中出现抽搐、惊厥，考虑低钙血症，可静脉缓慢注射10%葡萄糖酸钙。经钙剂治疗无效时，应考虑低镁血症，可用25%硫酸镁深部肌内注射。

第四节　小儿体液平衡特点和液体疗法

考点一　小儿体液平衡特点

（1）年龄愈小，体液总量相对愈多，足月新生儿体液总量占体重的78%。

（2）年龄越小，每日需水量越大。婴儿每日水的交换量为细胞外液量的1/2，而成人仅为1/7。

考点二　常用液体种类、成分及配制

1.非电解质溶液　5%或10%葡萄糖溶液，主要用以补充水分和热量、纠正体液的高渗状态。

2.电解质溶液

（1）0.9%氯化钠注射液（生理盐水）为等渗液。

（2）碱性溶液　①碳酸氢钠溶液：1.4%碳酸氢钠为等渗溶液，为治疗代谢性酸中毒时的首选溶液。市售5%碳酸氢钠溶液为高渗溶液，可用5%或10%葡萄糖溶液稀释3.5倍，即为等渗溶液。②乳酸钠溶液：1.87%乳酸钠为等渗溶液，市售11.2%乳酸钠可用5%或10%葡萄糖溶液稀释6倍，即为1.87%等渗溶液。肝功能不全、缺氧、休克、新生儿期及乳酸潴留性酸中毒时，不宜使用。

（3）氯化钾溶液　用于纠正低钾血症。常用10%氯化钾注射液，静脉滴注时稀释成0.2%~0.3%浓度。禁忌静脉直接推注含钾溶液。

（4）混合溶液　见表9-1。

表9-1　几种常用混合溶液的组成和应用

混合溶液	生理盐水	5%~10%葡萄糖	1.4%碳酸氢钠	张力	应用
1∶1	1	1	–	1/2	轻、中度脱水，等渗性脱水
2∶1	2	–	1	等张	重度脱水或低渗性脱水
2∶3∶1	2	3	1	1/2	轻、中度脱水，等渗性脱水
4∶3∶2	4	3	2	2/3	中度脱水、低渗性脱水
1∶2	1	2	–	1/3	高渗性脱水
1∶4	1	4	–	1/5	生理需要

（5）口服补液盐（ORS）　配方即氯化钠2.6g，枸橼酸钠2.9g，氯化钾1.5g，葡萄糖13.5g，加水1000ml配成，张力为1/2张。

考点三　口服ORS液的适应证

可用于腹泻时脱水的预防；轻、中度脱水无明显循环障碍时补液及补充生理需要。累积损失量按轻度脱水50m1/kg、中度脱水80~100ml/kg喂服，于4~6h喂完；继续损失量根据排便次数和量而定。

考点四　口服ORS液的注意事项

（1）服用ORS液期间应让患儿多饮水，防止高钠血症的发生。

（2）如患儿眼睑出现水肿，应停止服用ORS液，改用白开水。

（3）新生儿或心、肾功能不全，严重呕吐、休克及明显腹胀者不宜应用ORS液。

考点五　静脉补液的原则

静脉补液过程中应遵循“三定”“三先”“三见”补液原则，即“定量、定性、定速”，“先快后慢、先浓后淡、先盐后糖”，“见尿补钾、见惊补钙或补镁、见酸补碱”。

考点六　补液量（定量）

第一天补液总量包括累积损失量、继续损失量和生理需要量三部分。累积损失量根据脱水程度而定，轻度脱水30~50ml/kg，中度脱水50~100ml/kg，重度脱水100~120ml/kg。继续损失量一般腹泻患儿按每日10~40ml/kg估计。生理需要量每日为60~80m/kg。24小时补液总量为轻度脱水90~120ml/kg，中度脱水120~150ml/kg，重度脱水

150~180ml/kg。

考点七 补液种类（定性）

累积损失量由脱水性质而定，等渗性脱水用1/2张含钠液，低渗性脱水用2/3张含钠液，高渗性脱水用1/3张含钠液。继续损失量一般用1/2~1/3张液体。生理需要量一般用1/4~1/5张液体。

考点八 补液速度（定速）

1.扩容阶段　适用于重度脱水有明显循环障碍者，首选2∶1等张含钠液20ml/kg（总量最多不超过300ml），于30~60分钟内静脉推注。

2.快速补液阶段　在中度脱水或重度脱水扩容后实施，主要补充累积损失量，取总液量的一半（扣除扩容量）按8~10ml/（kg·h）的速度，在8~12h内输完。

3.维持补液阶段　该阶段主要补充生理需要量和继续损失量，取总液量的另一半按5ml/（kg·h）的速度在后12~16h内匀速滴完。

考点九 观察脱水情况

如补液方案合理，患儿一般于补液后3~4小时内开始排尿，此时说明血容量恢复；补液后24小时皮肤弹性恢复，眼窝凹陷消失，口舌湿润、饮水正常，无口渴，则表明脱水已被纠正；补液后眼睑出现水肿，可能是输入钠盐过多；补液后尿多而脱水未纠正，则可能是葡萄糖补充过多。

【自测题】

【A1型题】

1.小儿生理性流涎出现的时间是

A. 1~2个月　　B. 3~4个月

C. 5~6个月　　D. 7~12个月

E. 12~18个月

2.婴儿开始添加淀粉类食物的月龄是

A. 2个月　　B. 3个月

C. 4个月　　D. 5个月

E. 6个月

3.母乳喂养儿肠道的主要细菌是

A.链球菌　　B.大肠埃希菌

C.双歧杆菌　　D.变形杆菌

E.嗜酸杆菌

4. 人工喂养儿肠道的主要细菌是

A. 链球菌　　B. 大肠埃希菌

C. 金黄色葡萄球菌　　D. 变形杆菌

E. 白色念珠菌

5. 新生儿胎粪的特点是

A. 糊状、深绿色、无臭味　　B. 糊状、金黄色、有酸味

C. 成形、淡黄色、有臭味　　D. 稀糊状、黄绿色、每日4~5次

E. 成形、白陶土色、无臭味

6. 母乳喂养儿粪便的特点是

A. 黏冻状、深绿色、无臭味　　B. 糊状、金黄色、有酸味

C. 成形、淡黄色、有臭味　　D. 稀糊状、黄绿色、每日4~5次

E. 成形、白陶土色、无臭味

7. 疱疹性口炎与鹅口疮的共同特点是

A. 淋巴结肿大　　B. 口腔黏膜损伤

C. 疼痛、流涎　　D. 发热

E. 进食困难

8. 用碳酸氢钠溶液浸泡鹅口疮患儿用过的奶瓶，常用的浓度为

A. 1%　　B. 1.5%

C. 5%　　D. 6%

E. 10%

9. 下列哪种口腔炎应注意与健康儿隔离

A. 口角炎　　B. 鹅口疮

C. 疱疹性口炎　　D. 单纯性口炎

E. 溃疡性口炎

10. 疱疹性口炎的病原体是

A. 白色念珠菌　　B. 单纯疱疹病毒

C. 链球菌　　D. 金黄色葡萄球菌

E. 腺病毒

11. 鹅口疮的临床表现是

A. 口腔黏膜弥漫性充血　　B. 溃疡表面有黄白色渗出物

C. 有发热等全身中毒症状　　D. 因疼痛出现拒乳和流涎

E. 口腔黏膜有乳凝块样物

12. 溃疡性口炎的病原体是

A.白色念珠菌　　B.柯萨奇病毒
C.链球菌、金黄色葡萄球菌等　　D.轮状病毒
E.单纯疱疹病毒

13.小儿鹅口疮的病原体是
A.腺病毒　　B.单纯疱疹病毒
C.链球菌　　D.金黄色葡萄球菌
E.白色念珠菌

14.鹅口疮常用清洗口腔的药液是
A.3%过氧化氢溶液　　B.0.1%利凡诺溶液
C.2%碳酸氢钠溶液　　D.生理盐水
E.温开水

15.关于鹅口疮描述正确的是
A.由单纯疱疹病毒所致
B.主要累及咽部和软腭
C.患处疼痛影响进食、全身症状较重
D.口腔黏膜可见小水泡
E.口腔黏膜表面出现白色或灰白色乳凝块状物

16.不符合生理性腹泻的特点是
A.多见于6个月以上母乳喂养儿
B.外观虚胖，面有湿疹的小儿多见
C.出生后不久大便每天4~6次
D.一般食欲、精神良好
E.体重增长正常

17.引起小儿秋季腹泻常见的病原体是
A.腺病毒　　B.柯萨奇病毒
C.轮状病毒　　D.合胞病毒
E.流感病毒

18.引起婴幼儿夏季腹泻最常见的致病菌是
A.大肠埃希菌　　B.空肠弯曲菌
C.耶尔森菌　　D.鼠伤寒沙门菌
E.变形杆菌

19.金黄色葡萄球菌肠炎的粪便性状为
A.蛋花汤样便　　B.黏液脓血便

C.海水样粪便　　D.豆腐渣样便

E.果酱样粪便

20.轮状病毒肠炎的粪便性状为

A.蛋花汤样便　　B.黏液脓血便

C.海水样粪便　　D.豆腐渣样便

E.果酱样粪便

21.侵袭性大肠埃希菌肠炎的粪便性状为

A.蛋花汤样便　　B.黏液脓血便

C.海水样粪便　　D.豆腐渣样便

E.果酱样粪便

22.不属于轮状病毒肠炎的特点是

A.多见于6个月~2岁小儿　　B.多发生于秋季

C.常伴有上呼吸道症状　　D.全身中毒症状不明显

E.大便有腥臭味

23.真菌性肠炎的粪便性状为

A.蛋花汤样便　　B.黏液脓血便

C.海水样粪便　　D.豆腐渣样便

E.果酱样粪便

24.不属于大肠埃希菌肠炎的特点是

A.多发生于秋季

B.全身中毒症状较明显

C.产毒性大肠埃希菌肠炎呈蛋花汤样便

D.侵袭性大肠埃希菌肠炎呈黏液脓血便

E.可发生水、电解质紊乱、酸中毒

25.区别轻、重型婴幼儿腹泻的主要指标是

A.病程长短　　B.体温增高的程度

C.大便次数　　D.呕吐次数

E.有无水、电解质和酸碱平衡紊乱

26.重度脱水与中度脱水的主要区别是

A.精神、神经状况　　B.皮肤、黏膜干燥情况

C.前囟、眼窝凹陷情况　　D.眼泪、尿量减少情况

E.外周循环衰竭情况

27.不符合中度脱水临床表现的一项是

A. 精神明显萎靡　　B. 皮肤、黏膜干燥
C. 眼窝明显凹陷　　D. 尿量明显减少
E. 血压明显下降

28. 婴幼儿腹泻伴中度脱水其失水量为体重的
A. 1%~5%　　B. 5%~10%
C. 10%~15%　　D. 15%~20%
E. 20% 以上

29. 中度等渗性脱水时，其失水量是
A. <50ml/kg　　B. 50~100ml/kg
C. 100~120ml/kg　　D. 130~150ml/kg
E. 150~180ml/kg

30. 小儿腹泻最常见的脱水类型是
A. 低渗性脱水　　B. 等渗性脱水
C. 高渗性脱水　　D. 新生儿期高渗性脱水
E. 轻度营养不良伴等渗性脱水

31. 低渗性脱水是指脱水同时伴
A. 血钾降低　　B. 血钠降低
C. 血钙降低　　D. 血镁降低
E. 血磷降低

32. 小儿腹泻时容易发生休克的脱水类型是
A. 高渗性脱水　　B. 等渗性脱水
C. 低渗性脱水　　D. 新生儿期高渗性脱水
E. 轻度营养不良伴等渗性脱水

33. 判断酸中毒最有效的辅助检查是
A. 测量体重　　B. 计算尿量
C. 血钠浓度　　D. 血钾浓度
E. HCO_3^- 测定值

34. 等渗性脱水时，血清钠浓度是
A. 100~120mmol/L　　B. 130~150mmol/L
C. >150mmol/L　　D. 140~160mmol/L
E. <130mmol/L

35. 婴幼儿腹泻时发生酸碱平衡紊乱的类型是
A. 呼吸性酸中毒　　B. 代谢性酸中毒

C.呼吸性碱中毒　D.代谢性碱中毒
E.混合性酸中毒

36.重型腹泻不可能引起
A.低钠血症　B.低钾血症
C.低钙血症　D.低镁血症
E.代谢性碱中毒

37.不符合低钾血症临床表现的是
A.神经肌肉兴奋性增高　B.精神萎靡
C.腱反射减弱　D.肠鸣音减弱
E.心音低钝

38.婴幼儿腹泻护理措施中错误的一项是
A.做好床边隔离　B.加强臀红护理
C.调整饮食　D.早期使用止泻剂
E.纠正水、电解质、酸碱平衡紊乱

39.婴幼儿腹泻的饮食治疗中错误的一项是
A.母乳喂养患儿可继续哺乳，但暂停辅食
B.人工喂养者可喂等量米汤或水稀释的牛奶
C.严重呕吐者应禁食、禁水4~6小时
D.病毒性肠炎应暂停乳类喂养，改为豆制代乳品
E.腹泻停止后继续给予营养丰富的饮食

40.重型腹泻患儿呕吐频繁时，禁食的时间一般为
A. 6小时　B. 8小时
C. 10小时　D. 12小时
E. 14小时

41.病毒性肠炎正确的治疗原则是
A.饮食和支持疗法为主　B.使用庆大霉素
C.禁止摄入食物　D.使用制霉菌素
E.使用氨苄西林

42.对于腹泻患儿，预防臀红最主要的护理措施是
A.暴露臀部皮肤　B.俯卧位
C.大便后及时清洗臀部　D.勤换尿布
E.臀部涂爽身粉

43.婴幼儿腹泻的预防措施中错误的一项是

A.提倡母乳喂养　　B.科学添加辅食
C.断奶不限季节　　D.注意饮食卫生
E.注意气候变化

44.小儿体液特点中正确的是
A.年龄愈小，体液占体重的百分比愈高
B.年龄愈小，细胞内液量相对愈多
C.年龄愈小，每日水的交换量相对愈少
D.血清钠含量高于成人
E.需水量同于成人

45.小儿年龄越小占体重的百分比越大的体液部分是
A.细胞内液　　B.间质液
C.血浆　　D.脑脊液
E.关节液

46.新生儿体液总量占其体重的比例为
A. 50%　　B. 60%
C. 70%　　D. 78%
E. 90%

47.婴儿每日水的进出量约为细胞外液的
A. 1/2　　B. 1/3
C. 1/5　　D. 1/7
E. 1/8

48.小儿容易发生脱水的原因是
A.胃酸较少　　B.消化酶分泌不足
C.营养需求量大　　D.免疫力低下
E.水的交换量大

49.小儿易发生水、电解质、酸碱平衡紊乱最重要的原因是
A.肾功能不成熟　　B.肺功能不成熟
C.神经发育不成熟　　D.内分泌系统不成熟
E.血浆缓冲系统不成熟

50.属于非电解质溶液的是
A. 0.9%氯化钠溶液　　B. 5%葡萄糖溶液
C. 1.4%碳酸氢钠溶液　　D.复方氯化钠溶液
E. 4 ∶ 3 ∶ 2溶液

51. 属于等渗碱性溶液的是
A. 5%葡萄糖溶液
B. 0.9%氯化钠溶液
C. 1.4%碳酸氢钠溶液
D. 5%碳酸氢钠溶液
E. 11.2%乳酸钠溶液

52. 为纠正酸中毒首选的溶液是
A. 碳酸氢钠溶液
B. 乳酸钠溶液
C. 10%氯化钾溶液
D. 0.9%氯化钠溶液
E. 5%葡萄糖溶液

53. 2 ∶ 1等渗含钠溶液的组成是
A. 2份10%葡萄糖溶液，1份生理盐水
B. 2份生理盐水，1份10%葡萄糖溶液
C. 2份生理盐水，1份1.4%碳酸氢钠溶液
D. 2份1.87%乳酸钠溶液，1份生理盐水
E. 2份10%葡萄糖溶液，1份1.4%碳酸氢钠溶液

54. 4 ∶ 3 ∶ 2（2/3张）混合溶液的组成是
A. 4份10%葡萄糖，3份生理盐水，2份1.4%碳酸氢钠
B. 4份生理盐水，3份10%葡萄糖，2份5%碳酸氢钠
C. 4份5%葡萄糖，3份生理盐水，2份5%碳酸氢钠
D. 4份生理盐水，3份5%葡萄糖，2份11.2%乳酸钠
E. 4份生理盐水，3份5%葡萄糖，2份1.4%碳酸氢钠

55. 口服补液盐溶液（新配方）的张力是
A. 1/3张
B. 1/2张
C. 2/3张
D. 等张
E. 高张

56. 下列混合溶液中属于1/4张含钠溶液的是
A. 1份生理盐水，3份5%葡萄糖
B. 2份生理盐水，3份5%葡萄糖，1份1.4%碳酸氢钠
C. 2份生理盐水，1份1.4%碳酸氢钠
D. 1份生理盐水，2份5%葡萄糖
E. 2份生理盐水，1份5%葡萄糖

57. 口服补液盐溶液在治疗腹泻患儿时适用于
A. 频繁呕吐者
B. 新生儿腹泻
C. 腹胀明显者
D. 重度脱水者

E.轻、中度脱水者

58.小儿腹泻合并重度脱水，第1天静脉补液总量为

A. 60~90ml/kg B. 90~120ml/kg

C. 120~150ml/kg D. 150~180ml/kg

E. 180~210ml/kg

59.婴儿腹泻当其脱水性质不明确时，第一天静脉补液应选择的含钠液是

A. 1/4张 B. 1/3张

C. 1/2张 D. 2/3张

E.等张液

60.小儿腹泻，严重脱水，伴有明显的周围循环障碍者，扩容应首选

A. 2：1等渗含钠液 B. 2：3：1液

C. 4：3：2液 D.口服补液

E.生理盐水

61.小儿腹泻时，静脉补液第一天补充的累积损失量约等于总量的

A. 1/4 B. 1/3

C. 1/2 D. 2/3

E.等于总量

62.小儿腹泻静脉输液时，补充累积损失量的输液速度是

A. 2~4ml/（kg·h） B. 5~7ml/（kg·h）

C. 8~10ml/（kg·h） D. 11~13ml/（kg·h）

E. 14~16ml/（kg·h）

63.小儿腹泻时每日所需的生理需要量是

A. 20~40ml/kg B. 40~60ml/kg

C. 60~80ml/kg D. 80~100ml/kg

E. 100~120ml/kg

64.婴儿腹泻经第1天静脉补液后脱水症状基本纠正，但仍有腹泻，第2天的处理是

A.停止补液，恢复正常饮食

B.继续补充累积损失量+生理需要量

C.继续补充累积损失量+继续损失量

D.补充继续损失量+生理需要量

E.仅需补充生理需要量+补钾

65.腹泻时用于预防脱水的是

A. 口服ORS液　　B. 口服生理盐水
C. 静脉输入2/3张含钠液　　D. 静脉输入等张液
E. 静脉输入1/3~1/2张含钠液

【A2型题】

66. 患儿，2个月，母乳喂养。昨起添加米粉，当晚大便呈稀糊状，至今已3~4次，有酸味，多泡沫。该患儿大便情况提示
A. 对淀粉类不消化　　B. 对脂肪不消化
C. 对蛋白质不消化　　D. 消化道出血
E. 先天性胆道梗阻

67. 患儿，6个月，患鹅口疮5天。其首选的护理诊断/问题是
A. 疼痛：与口腔黏膜炎症有关　　B. 营养失调：与拒食有关
C. 体温过高：与感染有关　　D. 口腔黏膜改变：与感染有关
E. 皮肤完整性受损：与感染有关

68. 新生儿，出生5天。因感染使用抗生素治疗，今日发现口腔内有乳凝块样附着物，诊断为鹅口疮。在清洁口腔时应选用
A. 温开水　　B. 生理盐水
C. 2%碳酸氢钠溶液　　D. 3%过氧化氢溶液
E. 0.1%利凡诺溶液

69. 患儿，女，1岁。因腹泻引起脱水需静脉补液，300ml葡萄糖溶液中加10%氯化钾溶液，最多加入的量是
A. 6ml　　B. 8ml
C. 12ml　　D. 10ml
E. 9ml

70. 患儿，男，3个月，母乳喂养。腹泻2个月，大便4~6次/天，稀或糊状，无脓血。食欲好，面有湿疹，体重5.8kg。最可能的诊断是
A. 迁延性腹泻　　B. 慢性腹泻
C. 生理性腹泻　　D. 饮食性腹泻
E. 感染性腹泻

71. 患儿10kg，呕吐、腹泻2天，皮肤弹性差，尿量明显减少，哭时泪少。该患儿的体液丧失量是
A. 200ml　　B. 400ml
C. 800ml　　D. 1200ml
E. 1500ml

72. 患儿，10个月。腹泻、呕吐频繁，饮水少，烦渴。体重减轻8%，体温40℃，皮肤干，前囟、眼窝凹陷，肌张力高。可能的诊断是

A. 中度等渗性脱水　　B. 中度高渗性脱水

C. 重度等渗性脱水　　D. 重度高渗性脱水

E. 重度低渗性脱水

73. 3个月婴儿稀水便2天，每天约10余次伴呕吐、尿少、前囟凹陷、精神萎靡、呼吸深快、口唇樱红。该患儿应考虑腹泻伴有

A. 休克　　B. 酸中毒

C. 中毒性脑病　　D. 低钾血症

E. 低钙血症

74. 1岁患儿，因腹泻、重度脱水入院，经补液脱水基本纠正，但患儿精神萎靡、四肢无力、心音低钝、腹胀、腱反射减弱。此时应考虑为

A. 酸中毒　　B. 低血糖症

C. 低钙血症　　D. 低镁血症

E. 低钾血症

75. 6个月婴儿，喂面条后发生腹泻两天，稀水样便5~6次/日，量中等，偶吐奶，尿量略减少，前囟及眼窝凹陷。下列错误的护理措施是

A. 口服抗生素　　B. 暂停辅食

C. 继续喂母乳　　D. 加强臀部护理

E. 给予口服补液盐

76. 患儿，6个月，腹泻3天，预防臀红最有效的护理措施是

A. 禁食　　B. 更换尿布

C. 大便后及时清洗臀部　　D. 暴露臀部皮肤

E. 臀部涂爽身粉

77. 患儿11月中旬发生腹泻，大便次数10次/天，呈蛋花汤样，并出现脱水和电解质紊乱，考虑引起该患儿腹泻的病原体为

A. 致病性大肠埃希菌　　B. 金黄色葡萄球菌

C. 轮状病毒　　D. 肺炎球菌

E. 空肠弯曲菌

78. 患儿，7个月。腹泻2天，稀水便，每天5~6次，呕吐2次，医生建议口服补液，下列方法中错误的是

A. 轻度脱水补液量50ml/kg　　B. 少量频服

C. 腹胀小儿不宜口服　　D. 新生儿不宜口服

E. 服用期间不能饮水

79. 腹泻患儿，体重6kg，中度脱水，血清钠135mmol/L，第1天静脉补液总量为

A. 360~540ml　　B. 540~720ml

C. 720~900ml　　D. 900~1080ml

E. 1080~1260ml

80. 患儿，8个月，呕吐腹泻3天入院。烦躁、口渴，前囟明显凹陷，口唇黏膜干燥，皮肤弹性较差，尿量明显减少。血清钠135mmol/L。第1天静脉补液宜用

A. 2 ： 1等渗液　　B. 2 ： 3 ： 1液

C. 4 ： 3 ： 2液　　D. 口服补液盐

E. 生理盐水

81. 患儿，女，8岁，腹泻1周，伴呕吐、无尿、皮肤弹性极差、昏睡、四肢厥冷、面色苍白、血压下降，发生休克。补液时首选的液体是

A. 2 ： 1等张含钠液　　B. 1/2张含钠液

C. 2/3张含钠液　　D. 1/3张含钠液

E. 1/4张含钠液

【A3/A4型题】

（82~83题共用题干）患儿，3岁，因腹泻1天入院。

82. 经静脉补液后出现明显的眼睑水肿，可能的原因是

A. 酸中毒未纠正　　B. 碱中毒未纠正

C. 静脉补液量不足　　D. 输入葡萄糖溶液过多

E. 输入电解质溶液过多

83. 经静脉补液后脱水症状仍未纠正而尿较多，可能的原因是

A. 酸中毒未纠正　　B. 碱中毒未纠正

C. 静脉补液量不足　　D. 输入葡萄糖溶液过多

E. 输入电解质溶液过多

（84~86题共用题干）患儿，9个月。呕吐、腹泻3天，尿量略少，皮肤弹性稍差，口唇微干，眼窝轻度凹陷。血清钠浓度为140mmol/L。

84. 其脱水的程度为

A. 重度脱水　　B. 无脱水

C. 中度脱水　　D. 极重度脱水

E. 轻度脱水

85. 该患儿失水约占其体重的

A. 5%以下　　B. 8%

C. 10%　　D. 12%

E. 14%

86. 给该患儿补充累积损失量用ORS液，按体重计算入量应为

A. 20ml/kg　　B. 30ml/kg

C. 40ml/kg　　D. 50ml/kg

E. 80ml/kg

（87~89题共用题干）11个月患儿，因呕吐、腹泻3天来院，初步诊断为婴儿腹泻伴重度等渗性脱水。

87. 补充累积损失量应选用下列哪种液体

A. 等张含钠液　　B. 1/2张含钠液

C. 1/5张含钠液　　D. 1/3张含钠液

E. 1/4张含钠液

88. 患儿经输液6小时后，脱水情况好转，开始排尿，但又出现精神萎靡、心音低钝、腹胀、肠鸣音减弱，这时应首先考虑为

A. 酸中毒未纠正　　B. 中毒性肠麻痹

C. 低血钾　　D. 低血钙

E. 低血镁

89. 如患儿需要静脉补钾，氯化钾的浓度是

A. 0.2%~0.3%　　B. 0.3%~0.5%

C. 0.5%~1.0%　　D. 1.0%~1.5%

E. 1.5%~3.0%

（90~91题共用题干）患儿，7个月，母乳喂养，已添加辅食。腹泻一天，大便8~9次/天，蛋花汤样，少量黏液为不消化奶块，精神尚好，体温正常。医嘱口服ORS液。

90. 下列护理措施错误的是

A. 停止母乳喂养　　B. 适当补充白开水

C. 口服补钾　　D. 加强臀部皮肤护理

E. 记录24小时液体出入量

91. 若患儿出现眼睑水肿，应该

A. 继续服用ORS液　　B. 使用利尿剂

C. 加大ORS液量　　D. 不用处理

E. 停止服用ORS液

（92~93题共用题干）患儿8个月，呕吐、腹泻3天，大便15次/日，皮肤弹性极差，无尿。血清钠140mmol/L。

92. 患儿脱水的程度和性质是

A. 轻度高渗性脱水　　B. 重度低渗性脱水

C. 中度等渗性脱水　　D. 重度等渗性脱水

E. 中度低渗性脱水

93. 经输液治疗后脱水纠正，患儿出现面肌抽动，首先考虑

A. 低血糖症　　B. 低钙血症

C. 低钾血症　　D. 低镁血症

E. 低钠血症

（94~96题共用题干）患儿，女，11个月，腹泻3天，大便为蛋花汤样黏液便，无腥臭味；无尿8小时，眼窝凹陷极明显；血钠125mmol/L，诊断为小儿秋季腹泻。

94. 该患儿感染的病原体主要是

A. 变形杆菌　　B. 柯萨奇病毒

C. 轮状病毒　　D. 金黄色葡萄球菌

E. 致病性大肠埃希菌

95. 脱水的程度和性质是

A. 中度低渗性脱水　　B. 中度等渗性脱水

C. 重度等渗性脱水　　D. 重度低渗性脱水

E. 重度高渗性脱水

96. 次晨起观察到患儿出现四肢厥冷、脉弱、血压下降的情况，提示可能出现了

A. 贫血　　B. 休克

C. 低钾血症　　D. 低钙血症

E. 继发感染

（97~100题共用题干）患儿，9个月，呕吐、腹泻3天，尿量极少，皮肤弹性差，口唇干，眼窝深度凹陷，四肢厥冷，脉搏细数，血压下降。血清钠浓度为125mmol/L。

97. 其脱水的程度及性质为

A. 轻度低渗性脱水　　B. 中度等渗性脱水

C. 中度低渗性脱水　　D. 重度等渗性脱水

E. 重度低渗性脱水

98. 该患儿首要护理诊断是

A. 体温过高　　B. 皮肤完整性受损

C. 焦虑　　D. 体液不足

E. 营养失调

99. 根据患儿脱水程度和性质及临床表现，此时补液首先应选择的液体是

A. 2 ∶ 1等张含钠液　　B. 1/2张含钠液
C. 1/3张含钠液　　D. 1/4张含钠液
E. 2/3张含钠液

100. 患儿经补液后已排尿，按医嘱继续输液500ml，需加入10%氯化钾最多不超过

A. 6ml　　B. 8ml
C. 10ml　　D. 12ml
E. 15ml

（陈铁洁）

第十章　呼吸系统疾病患儿的护理

【重点难点】

重点　急性上呼吸道感染、急性支气管炎、肺炎、呼吸衰竭的身体状况、护理诊断及护理措施。

难点　肺炎的发病机制。

【常见考点】

第一节　小儿呼吸系统解剖生理特点

考点一　呼吸系统的解剖特点

鼻腔没有鼻毛；咽鼓管短、宽、直；腭扁桃体发育4~10岁达高峰，故扁桃体炎常见于年长儿；支气管黏膜清除能力弱；发生气管异物时易坠入右侧支气管。

考点二　呼吸系统的生理特点

1.各年龄段小儿呼吸频率　新生儿40~45次/分，1岁以内30~40次/分，1~3岁25~30次/分，4~7岁20~25次/分，8~14岁18~20次/分。

2.呼吸类型　婴幼儿呈腹式呼吸。

考点三　呼吸系统的免疫特点

婴幼儿体内SIgA低，且肺泡巨噬细胞功能不足。

第二节　急性上呼吸道感染

考点一　急性上呼吸道感染的病因

90%以上为病毒感染，主要为呼吸道合胞病毒；病毒感染后可继发细菌感染，最常见是溶血性链球菌。

考点二　急性上呼吸道感染的身体状况

1.身体状况　婴幼儿全身症状重而局部症状不明显；年长儿全身症状轻而局部症状明显。

2. 两种特殊类型上呼吸道感染

（1）疱疹性咽峡炎　病原体是柯萨奇病毒，常发生于夏秋季。高热、咽痛；悬雍垂、咽腭弓、软腭等处有疱疹。病程1周左右。

（2）咽-结合膜热　病原体是腺病毒，常发生于春夏季，临床以发热、咽炎、眼结合膜炎为特征，病程1~2周。

3. 上呼吸道感染的并发症　婴幼儿易发生热性惊厥；肺炎是婴幼儿上感最严重的并发症；年长儿若患溶血性链球菌感染可致急性肾炎、风湿热等并发症。

考点三　急性上呼吸道感染的护理措施

（1）室温保持在18~22℃，湿度50%~60%。

（2）食物宜清淡，给予易消化、营养丰富的流质或半流质饮食，摄入充足水分。

（3）高热的患儿衣被不宜过厚，松解衣被以利散热；体温超过38.5℃时应酌情给予降温。

第三节　急性支气管炎

考点一　急性支气管炎的身体状况

以咳嗽为主要表现，肺部可闻及不固定散在的干、湿啰音。

考点二　哮喘性支气管炎的特点

以喘息为突出表现；有类似哮喘的表现；多数患儿6岁左右痊愈。

第四节　肺　炎

考点一　肺炎的分类、病因及发病机制

（1）支气管肺炎是小儿时期最常见的肺炎。

（2）发达国家小儿肺炎以病毒为主，最常见的是呼吸道合胞病毒，发展中国家则以细菌为主，尤以肺炎链球菌多见。

（3）肺炎患儿最根本的病理改变是缺氧和二氧化碳潴留，重症肺炎常有混合性酸中毒。

考点二　身体状况、重症肺炎并心衰的表现、并发症、不同病原体引起肺炎的特点

1. 身体状况　主要表现为发热、咳嗽、气促、呼吸困难及肺部固定的湿啰音，湿啰音以脊柱两旁及两肺底多见，于深吸气末更为明显。

2.重症肺炎并心力衰竭的表现　见第十一章第三节考点二。

3.并发症　常见脓胸、脓气胸、肺大泡及肺脓肿。

4.不同病原体引起肺炎的特点

（1）呼吸道合胞病毒肺炎　1岁以内的婴儿多见。喘憋为突出表现，出现明显呼吸困难及缺氧症状。肺部体征出现早，以哮鸣音为主。X线检查表现为点片状、斑片状阴影，可有不同程度的肺气肿。

（2）腺病毒肺炎　多见于6个月~2岁小儿。高热，持续时间长，咳嗽频繁，阵发性喘憋、呼吸困难、发绀等。肺部体征出现较晚。

（3）金黄色葡萄球菌肺炎　新生儿及婴幼儿多见。全身中毒症状明显。肺部体征出现较早。易并发肺脓肿、脓胸、肺大疱等。

（4）支原体肺炎　年长儿多见。以刺激性干咳为突出表现。肺部体征不明显，体征与剧咳及发热等临床症状不一致。

考点三　肺炎的治疗要点

（1）抗生素用至体温正常后5~7天，临床症状消失后3天；支原体肺炎至少使用2~3周；葡萄球菌肺炎用至体温正常后2~3周。

（2）若出现脓胸、脓气胸应及时进行穿刺引流。

（3）若出现心力衰竭，应保持安静，给予吸氧、强心、利尿和使用血管活性药物。

考点四　肺炎的护理措施

1.改善呼吸功能

（1）保证患儿安静，避免哭闹，以减少氧的消耗。采取半卧位，经常帮助患儿翻身。

（2）居室温度应保持在18~22℃、湿度50%~60%为宜。

（3）患儿有低氧血症的表现应立即给氧。一般采用鼻导管给氧，氧流量为每分钟0.5~1L，氧浓度不超过40%。缺氧明显者可用面罩给氧，氧流量为每分钟2~4L，氧浓度为50%~60%。

2.保持呼吸道通畅

（1）多饮水，给予足量蛋白、维生素的清淡流质或半流质饮食，少食多餐，不宜过饱，以免膈肌抬高影响呼吸。

（2）及时清除患儿口鼻分泌物。经常协助患儿更换体位。轻拍患儿背部，促使痰液排出。

（3）超声雾化吸入。

（4）必要时给予吸痰，吸痰不能过频和过慢；不能在哺乳后1小时内进行；吸痰后宜立即吸氧。

第五节　急性呼吸衰竭

考点　呼吸衰竭的分型

PaO_2<60mmHg（8kPa），$PaCO_2$正常，为Ⅰ型呼吸衰竭；PaO_2<60mmHg（8kPa），$PaCO_2$> 50mmHg（6.65kPa），为Ⅱ型呼吸衰竭。

【自测题】

【A1型题】

1. 婴幼儿鼻腔感染时容易引起结膜炎的原因是
   A. 婴幼儿鼻泪管较短，开口处瓣膜发育不全
   B. 缺乏免疫球蛋白
   C. 婴幼儿鼻腔相对短小，没有鼻毛
   D. 鼻窦口相对较大
   E. 鼻腔炎症扩散
2. 关于婴儿呼吸系统生理特点的叙述，错误的是
   A. 婴儿的呼吸频率较快是正常的
   B. 婴儿呼吸节律很规整、若不齐就有严重问题
   C. 婴儿呈腹式呼吸
   D. 婴儿没有什么呼吸储备，容易出现呼吸衰竭
   E. 婴儿气道管径小，容易阻塞
3. 小儿扁桃体发育的高峰时期是
   A. 3~6个月　B. 1~2岁
   C. 2~4岁　D. 4~10岁
   E. 10~14岁
4. 小儿下呼吸道的解剖特点是
   A. 气管腔较宽　B. 黏膜血管少
   C. 纤毛运动好　D. 左侧支气管较直
   E. 肺弹力纤维发育差
5. 2~3岁小儿的呼吸频率为
   A. 18~20次/分　B. 20~25次/分
   C. 25~30次/分　D. 30~40次/分
   E. 40~50次/分

6. 婴幼儿易患呼吸道感染的主要原因

A. 呼吸浅表　　B. 呼吸频率快

C. 呈腹式呼吸　　D. 呼吸道黏膜缺少SIgA

E. 鼻腔短小、狭窄、黏膜血管丰富

7. 婴幼儿易患上呼吸道感染的因素主要是

A. 居室拥挤　　B. 免疫特点

C. 护理不当　　D. 疾病影响

E. 冷热失调

8. 小儿肺部易发生感染的主要内因是

A. 呼吸中枢不健全　　B. 黏膜纤毛运动差

C. 胸腔小而肺相对较大　　D. 肺含血量丰富，含气量小

E. 肋骨呈水平位，呼吸运动度小

9. 上呼吸道感染最常见病原体是

A. 呼吸道合胞病毒　　B. 肺炎链球菌

C. 肺炎支原体　　D. 轮状病毒

E. 金黄色葡萄球菌

10. 急性上呼吸道感染最常见的细菌

A. 流感嗜血杆菌　　B. 溶血性链球菌

C. 肺炎链球菌　　D. 葡萄球菌

E. 克雷伯菌

11. 引起细菌性扁桃体炎最多见的病原体是

A. 溶血性链球菌　　B. 流感嗜血杆菌

C. 肺炎链球菌　　D. 葡萄球菌

E. 克雷伯菌

12. 急性上呼吸道感染患儿若腹痛持续存在，可能是

A. 全身症状的表现　　B. 肠痉挛所致

C. 并发急性肠系膜淋巴结炎　　D. 食入刺激性食物

E. 发热致肠蠕动亢进

13. 下列属于年长儿上感主要症状的是

A. 发热、乏力　　B. 流涕、咳嗽

C. 畏寒、呕吐　　D. 烦躁不安

E. 头痛、热性惊厥

14. 婴幼儿上感的临床特点是

A. 以鼻咽部症状为主　　B. 以呼吸道症状为主
C. 全身症状轻　　D. 全身症状重
E. 局部症状重

15. 婴幼儿急性上呼吸道感染的临床特点是
A. 以咳嗽、咳痰为主　　B. 以腹痛、腹泻为主
C. 以发热、食欲缺乏为主　　D. 以咽痛、头痛为主
E. 以鼻塞、流涕、打喷嚏为主

16. 关于化脓性扁桃体炎的叙述正确的是
A. 体温越高提示病情越重　　B. 年龄越小全身症状越明显
C. 体检可见颊黏膜有疱疹　　D. 血液中红细胞增多
E. 年长儿可引起急性肾炎

17. 急性细菌性扁桃体炎有别于其他上呼吸道感染的突出表现是
A. 起病急　　B. 发热
C. 咽痛明显　　D. 鼻黏膜充血、肿胀
E. 颌下淋巴结肿大

18. 婴幼儿上感最严重的并发症是
A. 中耳炎　　B. 结膜炎
C. 支气管炎　　D. 肺炎
E. 热性惊厥

19. 婴幼儿上感早期重点预防的并发症是
A. 中耳炎　　B. 结膜炎
C. 支气管炎　　D. 咽后壁脓肿
E. 热性惊厥

20. 关于急性上呼吸道感染的治疗原则，错误的是
A. 抗病毒药常选用利巴韦林
B. 确定为链球菌感染的患者，应用青霉素，疗程为1个月
C. 继发细菌感染者选用相应敏感的抗生素
D. 热性惊厥患儿可给予镇静剂
E. 高热患者给予物理降温

21. 关于上呼吸道感染患儿发热的护理措施不正确的是
A. 保持室内温度适宜，空气清新
B. 松解衣被，及时更换汗湿衣物
C. 注意观察是否有热性惊厥发生

D.既往有热性惊厥史的患儿，及时给予降温处理

E.体温升至38℃时给予酒精擦浴

22.预防上感患儿发生惊厥的主要措施是

A.保持安静，减少刺激　　B.密切观察，及时发现惊厥先兆

C.按医嘱用抗生素　　D.积极控制体温

E.按医嘱应用镇静药物

23.发热的患儿体温升至多少应给予降温

A. 37℃以下　　B. 38℃以下

C. 37.4℃　　D. 38.5℃

E. 39℃

24.对上呼吸道感染患儿家长进行健康指导错误的是

A.给患儿多饮热开水

B.注意患儿休息，避免劳累

C.给予高营养的流质或半流质饮食

D.衣被厚薄适宜，利于散热

E.鼻塞时可用0.5%的麻黄碱滴鼻

25.预防急性上呼吸道感染最重要的措施是

A.母乳喂养　　B.加强体格锻炼

C.避免着凉　　D.加强保护性隔离

E.积极防治各种慢性疾病

26.急性支气管炎的主要临床特点是

A.咳嗽　　B.发热

C.呼吸困难　　D.气促

E.咽痛

27.下列关于哮喘性支气管炎的描述正确的是

A. 3岁以上小儿多见　　B.多继发于上呼吸道感染之后

C.多表现为吸气性呼吸困难　　D.发作时血嗜碱性粒细胞增多

E.多发展成为支气管哮喘

28.下列哪项描述符合哮喘性支气管炎的特点

A.咳嗽频繁并吐大量脓痰　　B.发热明显

C.肺部叩诊呈浊音　　D.呼气性呼吸困难

E.听诊两肺满布哮鸣音及大量细湿啰音

29.支气管炎区别于支气管肺炎的主要特点是

A. 发热、咳嗽
B. 气促
C. 咳后易呕吐
D. 肺部不固定、散在干、湿啰音
E. 白细胞增高

30. 急性肺炎的病程是
A. 1个月以内
B. 1~2个月
C. 2~3个月
D. 3~6个月
E. 6~10个月

31. 小儿肺炎的病因分类中，不包括
A. 病毒性肺炎
B. 细菌性肿炎
C. 衣原体肺炎
D. 吸入性肺炎
E. 间质性肺炎

32. 按病理分类幼儿最常见的肺炎是
A. 大叶性肺炎
B. 支气管肺炎
C. 间质性肺炎
D. 干酪性肺炎
E. 原虫性肺炎

33. 小儿肺炎最常见的病原体是
A. 细菌
B. 病毒
C. 支原体
D. 衣原体
E. 军团菌

34. 细菌性肺炎最常见的病原菌是
A. 葡萄球菌
B. 大肠埃希菌
C. 肺炎链球菌
D. 铜绿假单胞菌
E. 克雷伯菌

35. 肺炎患儿机体各系统病理生理改变的关键因素是
A. 机体抵抗力低下
B. 缺氧和二氧化碳潴留
C. 病原体侵入
D. 毒素作用
E. 各器官发育不成熟

36. 支气管肺炎患儿发生心力衰竭的主要原因是
A. 病原体及毒素作用
B. 缺氧致肺动脉高压
C. 体循环阻力增加
D. 中毒性心肌炎
E. 心率加快致心脏负荷加重

37. 重症肺炎患儿常存在
A. 呼吸性酸中毒
B. 代谢性酸中毒

C.混合性酸中毒　　D.呼吸性碱中毒

E.代谢性碱中毒

38.支气管肺炎最早的呼吸系统表现是

A.咳嗽　　B.气促

C.咳痰　　D.两肺底固定湿啰音

E.局部叩诊呈浊音

39.判断肺炎严重程度的主要依据是

A.体温高低　　B.咳嗽轻重

C.肺部啰音多少　　D.缺氧程度

E.白细胞计数多少

40.区别轻症肺炎与重症肺炎的重要依据是

A.发热程度　　B.年龄大小

C.呼吸困难程度　　D.肺部啰音的多少

E.有无其他系统受累的表现

41.小儿肺炎合并心衰的表现错误的是

A.呼吸加快（>60次/分）　　B.心率增快（>160~180次/分）

C.肝脏迅速增大　　D.突然极度烦躁不安

E.突然出现犬吠样咳嗽

42.重症肺炎患儿发生腹胀主要是由于

A.低钠血症　　B.消化不良

C.中毒性肠麻痹　　D.低钾血症

E.低钙血症

43.小儿肺炎易出现的并发症是

A.呼吸衰竭　　B.心力衰竭

C.中毒性脑病　　D.脓气胸

E.中毒性肠麻痹

44.常出现皮疹、易复发及出现脓胸等并发症的肺炎是

A.支气管肺炎　　B.腺病毒肺炎

C.金黄色葡萄球菌肺炎　　D.支原体肺炎

E.呼吸道合胞病毒肺炎

45.治疗肺炎链球菌肺炎的首选抗生素是

A.红霉素　　B.青霉素

C.丁胺卡那霉素（阿米卡星）　　D.氟哌酸（诺氟沙星）

E.羧苄青霉素

46.治疗小儿支原体肺炎首选的抗生素是

A.青霉素　　B.氨苄西林

C.头孢噻肟　　D.庆大霉素

E.红霉素

47.支原体肺炎应用抗生素的疗程应是

A.体温正常后停药　　B.症状基本消失后

C.1周　　D. 2~3周

E.4~6周

48.婴幼儿肺炎合并脓胸时，应首先给予的治疗是

A.外科手术　　B.中药治疗

C.对症治疗　　D.胸腔穿刺排脓

E.大剂量抗生素静脉点滴

49.患儿，2岁。因支原体肺炎入院，平时由保姆照顾，此时收集资料的主要来源是

A.患儿母亲　　B.患儿自己

C.患儿的病历　　D.文献资料

E.患儿保姆

50.肺炎患儿室内适宜的温度和湿度是

A.室温14~18℃，相对湿度40%

B.室温16~20℃，相对湿度50%

C.室温18~22℃，相对湿度60%

D.室温22~24℃，相对湿度70%

E.室温24~28℃，相对湿度75%

51.护士对肺炎患儿采取的护理措施不正确的是

A.尽量避免患儿哭闹，减少氧的消耗

B.密切观察患儿体温

C.喘憋较重时镇静平卧

D.鼓励患儿多饮水，防止痰黏稠不易咳出

E.严密观察病情，及时发现并发症

52.关于小儿肺炎的护理下列错误的是

A.体位采用头高位或半卧位　　B.经常翻身更换体位

C.痰液多者及时吸痰　　D.少食多餐，不宜过饱

E.输液时严格控制量及速度

53.肺炎伴有中毒性肠麻痹时下列护理不妥的是

A.腹部热敷　　B.肛管排气

C.禁食　　D.胃肠减压

E.补钾

54.婴幼儿肺炎给氧的主要指征是

A.发热、咳嗽　　B.合并脓气胸

C.合并中毒性心肌炎　　D.烦躁、气促、唇周发绀

E.两肺有大量中小水泡音

55.护士指导肺炎患儿家长体位引流的方法，其拍背的顺序为

A.由下向上、由外向内　　B.由上向下、由外向内

C.由下向上、由内向外　　D.由下向上、由左向右

E.由上向下、由右向左

56.肺炎患者出现高热，其饮食原则不包括

A.易消化　　B.高蛋白

C.高脂肪　　D.高维生素

E.多饮水

57.患儿鼻导管吸氧时，氧流量每分钟应为

A. 0.5~1L　　B. 1~1.5L

C. 1.5~2.0L　　D. 2.0~2.5L

E. 2.5~3.0L

58.重症肺炎患儿面罩给氧时，吸氧浓度最好为

A. 10%~20%　　B. 20%~30%

C. 30%~40%　　D. 40%~50%

E. 50%~60%

59.重症肺炎面罩给氧，氧流量每分钟应为

A. 1~2L　　B. 2~4L

C. 4~6L　　D. 6~8L

E. 8~10L

60.呼吸衰竭的患者，临床上出现最早的症状是

A.胸部疼痛　　B.呼吸困难

C.咯血　　D.发绀

E.咳嗽

61.呼吸衰竭发生时，最早因缺氧发生损害的组织器官是

A. 大脑　　B. 心脏
C. 肝　　D. 肾
E. 肺

62. 引起Ⅱ型呼吸衰竭最常见的诱因是
A. 过度劳累　　B. 精神紧张
C. 呼吸道感染　　D. 营养不良
E. 消化道出血

63. 下列关于周围性呼吸衰竭的病因，错误的是
A. 气道异物吸入　　B. 哮喘持续状态
C. 急性感染性喉炎　　D. 脑炎
E. 肺炎

64. 下列关于中枢性呼吸衰竭的临床表现，正确的是
A. 呼吸增快　　B. 叹息样呼吸
C. 呼吸困难　　D. 鼻翼扇动
E. 三凹征

65. 诊断急性呼吸衰竭血气分析的判断标准，动脉血氧分压（PaO_2）与二氧化碳分压（$PaCO_2$）分别是
A. PaO_2<30mmHg，$PaCO_2$>60mmHg
B. PaO_2<40mmHg，$PaCO_2$>50mmHg
C. PaO_2<50mmHg，$PaCO_2$>40mmHg
D. PaO_2<60mmHg，$PaCO_2$>50mmHg
E. PaO_2<70mmHg，$PaCO_2$>60mmHg

66. Ⅱ型呼吸衰竭的血气变化是
A. $PaCO_2$下降，PaO_2正常
B. PaO_2正常，$PaCO_2$增高
C. PaO_2下降，$PaCO_2$增高
D. PaO_2增高，$PaCO_2$下降
E. PaO_2、$PaCO_2$均下降

67. 纠正缺氧和CO_2潴留最重要的措施是
A. 使用呼吸兴奋剂　　B. 机械通气
C. 保持呼吸道通畅　　D. 纠正酸碱平衡失调
E. 预防并发症

68. 急性呼吸衰竭患儿的护理措施，下列哪项不妥

A.密切观察病情变化
B.遵医嘱给予氧气吸入
C.让患儿取半卧位或坐位
D.不断吸痰以保持呼吸道通畅
E.立即将患儿送入监护室

【A2型题】

69.小儿与成人急性呼吸道感染最重要的不同点是
A.有发热
B.鼻塞严重
C.咽部充血明显
D.并发症较多
E.颌下淋巴结红肿明显

70.患儿，女，11个月。骤起高热4天，流涎，拒食，呕吐。医生诊断为疱疹性咽峡炎。下列体检正确的是
A.咽部充血，咽腭弓、软腭等处有多个小疱疹
B.口腔黏膜充血、水肿，有大小不等的溃疡
C.咽部出现白色或灰白色乳凝块样物质
D.咽部充血，双眼滤泡性结膜炎
E.咽部充血，咽腭弓、软腭等处多个大疱疹、大溃疡

71.患儿，男、4岁。发热2天伴咽痛。查体：咽部充血，咽腭弓、悬雍垂、软腭处可见2~4mm大小疱疹。最可能的病原体是
A.柯萨奇A组病毒
B.呼吸道合胞病毒
C.腺病毒
D.鼻病毒
E.冠状病毒

72.患儿，男，12岁。2天前受凉后出现咽干、咽痛、鼻塞、流涕、干咳、头痛，轻微畏寒。查体：体温37.1℃，咽红，扁桃体无肿大。两肺呼吸音清，未闻及干湿啰音。患儿可能的诊断是
A.急性上呼吸道感染
B.急性疱疹性咽峡炎
C.急性喉炎
D.急性病毒性支气管炎
E.急性肺炎

73.患儿，女，8岁。发热伴头痛4天。查体：咽充血，扁桃体Ⅲ度肿大有脓点。可能的诊断是
A.急性上呼吸道感染
B.急性扁桃体炎
C.疱疹性咽峡炎
D.流行性感冒
E.川崎病

74.患儿，男，6个月。2天前受凉后出现发热、鼻塞严重、烦躁不安等上感症状，护士应何时为患儿用0.5%麻黄碱液滴鼻

A. 哺乳后5分钟　　B. 哺乳前5分钟
C. 哺乳前15分钟　　D. 哺乳前30分钟
E. 每小时一次

75. 患儿，女，4天。发热，鼻塞，体温38.7℃，咽充血。诊断“上感”。对该患儿的护理措施应首选
A. 口服解热药　　B. 应用退热栓
C. 解开过厚衣被散热　　D. 麻黄碱滴鼻
E. 乙醇擦浴

76. 患儿，男，3岁。寒战，高热伴咳嗽。查体：咽部明显充血，扁桃体肿大、充血。正确的护理措施是
A. 进温度适宜饮食或流质饮食，多饮水
B. 每小时测量体温1次
C. 并发细菌感染时只给予对症治疗即可
D. 允许经常探视
E. 可以吃辛辣刺激的食物

77. 2岁小儿，咳嗽3天，体温38℃，双肺有不固定湿啰音。考虑是
A. 支气管肺炎　　B. 支气管炎
C. 上感　　D. 喉炎
E. 支气管异物

78. 患儿，女，2岁。“急性支气管炎”3天，现咳嗽、咳痰加重，评估见患儿痰液黏稠，不易咳出，喉部有痰鸣音。清理患儿呼吸道首选
A. 鼓励患儿咳嗽排痰　　B. 少量多次饮水
C. 体位引流　　D. 超声雾化吸入
E. 负压吸痰

79. 患儿，男，8个月。现发热2天，测体温38.8℃，咳嗽频繁，口唇青紫，呼吸60次/分，双肺无明显啰音。首要的护理措施是
A. 雾化吸入　　B. 吸痰
C. 心电监测　　D. 氧气吸入
E. 降温

80. 患儿，男，1岁。因“发热、咳嗽、气促”就诊。查体：肺部闻及细湿啰音。X线见两肺斑片状阴影。以肺炎收入院。为评估患儿肺部的啰音变化，重点的听诊部位是
A. 两侧乳头附近　　B. 背部下方脊柱两旁

C.锁骨上下窝　　D.两侧腋窝下

E.背部肩胛区

81.患儿，男，10岁。4天前出现频繁干咳，伴有胸正中部不适、乏力。昨日出现发热、咳嗽、咳黏液脓痰，痰中偶有血丝。查体：肺部散在干、湿啰音。X线示肺纹理增粗。该患儿最可能的诊断是

A.肺炎球菌肺炎　　B.支原体肺炎

C.急性支气管炎　　D.腺病毒肺炎

E.金黄色葡萄球菌肺炎

82.肺炎患儿，2岁。喘憋，发绀，高热，经多种抗生素治疗无效，应考虑感染的病原体为

A.金黄色葡萄球菌　　B.肺炎链球菌

C.大肠埃希菌　　D.流感嗜血杆菌

E.腺病毒

83.6个月男婴。2天来弛张高热，咳嗽，精神萎靡，纳差，时有呕吐。周围血白细胞26×10^9/L。查体：烦躁不安，气促，面色苍白，皮肤可见猩红热样皮疹，两肺可闻及中细湿啰音。最可能诊断为

A.腺病毒肺炎　　B.肺炎支原体肺炎

C.葡萄球菌肺炎　　D.肺炎链球菌肺炎

E.呼吸道合胞病毒肺炎

84.患儿，女，1岁。3天前因受凉出现发热，咳嗽，轻度喘憋，食欲缺乏。查体：T39.5℃，心率140次/分，呼吸52次/分，口周发绀，鼻翼扇动，腹胀明显，腹部听诊肠鸣音消失。血钾3.2mmol/L。该患儿最可能的并发症是

A.低钾血症　　B.低钠血症

C.坏死性小肠炎　　D.消化功能低下

E.中毒性肠麻痹

85.患儿，女，4个月。急性支气管肺炎，1周来高热持续不退，咳嗽加重，呼吸困难伴口唇青紫。左侧肋间隙饱满，呼吸运动减弱，叩诊呈浊音，听诊呼吸音减弱。该患儿可能并发了

A.心力衰竭　　B.肺结核

C.脓胸　　D.呼吸衰竭

E.肺大疱

86.患儿，男，2个月。发热3天，体温高达39.8℃，面色苍白、呻吟、呼吸65次/分，心率180次/分，心音低钝，肝肋下2cm，双肺可闻及细湿啰音，

WBC13 × 10^9/L。此患儿应用抗生素的时间一般为

A. 7~10天　　B. 10~14天

C. 体温正常后8天　　D. 体温正常后10天

E. 临床症状消失后3天

87. 患儿，女，8个月，因“发热、咳嗽伴气促”就诊，以“肺炎”入院。为防止患儿发生并发症，护士应重点观察

A. 睡眠状况　　B. 进食量

C. 大小便次数　　D. 心率、呼吸的变化

E. 咳嗽频率及轻重

88. 患儿，女，1岁。3天前因受凉出现发热，咳嗽，喘憋，食欲缺乏。体温37.5℃，心率140次/分，呼吸58次/分，口周发绀，鼻翼扇动，肺部听诊有中量湿啰音。护士首先应为患儿采取的措施是

A. 药物降温　　B. 雾化吸入

C. 静脉补液　　D. 氧气吸入

E. 止咳药物

89. 患儿，8个月。因肺炎入院，现突然烦躁不安、发绀，进行性加重。体检：呼吸60次/分，脉搏170次/分，心音低钝，两肺布满细湿啰音。对该患儿应首先采取的护理措施是

A. 镇静、给氧　　B. 清理患儿呼吸道

C. 观察病情变化　　D. 取右侧卧位

E. 限制钠水入量

90. 患儿，女，3岁半。近来感冒反复发作，家长多次自行给予“阿司匹林”“头孢拉定”“阿莫西林”“罗红霉素”等药物治疗，5天前患支气管肺炎入院，出院时护士对家长进行教育应特别强调

A. 合理喂养　　B. 注意饮食卫生

C. 多进行户外活动　　D. 注意儿童个人卫生

E. 滥用抗生素的严重后果

91. 患儿，11个月。以发热、咳嗽、气促来我院就诊。体检：T 39.5℃，P 145次/分，R 54次/分，口周发绀，两肺有细湿啰音，诊断为肺炎。该患儿入院时，对其家长的健康指导特别重要的是

A. 介绍肺炎的病因　　B. 指导合理喂养

C. 说明保持患儿安静的重要性　　D. 示范帮助患儿翻身的操作

E. 讲解肺炎的预防

92. 6个月肺炎患儿，精神不振，食欲差，对该患儿饮食指导错误的是

A. 继续母乳喂养　　B. 少量多餐

C. 尽量少饮水　　D. 耐心喂养防呛咳

E. 给予营养丰富半流质饮食

93. 患儿，女，2岁。呼吸困难，给予氧疗，首选的方法是

A. 鼻导管法　　B. 鼻塞法

C. 面罩法　　D. 氧气枕法

E. 头罩法

94. 患儿，2岁。咳嗽5天，发热2天，诊断为支气管肺炎，不应采取的措施是

A. 鼓励多饮水　　B. 经常变换体位

C. 室内湿度60%　　D. 给予雾化吸入

E. 给予止咳剂

【A3/A4型题】

（95~97题共用题干）女孩，3岁。因发热2天，伴咽痛、流泪就诊。无咳嗽、流涕、腹泻。查体：咽部充血明显，双眼结膜充血，颈、耳后淋巴结肿大，心、肺、腹未见异常，无皮疹，无出血点。

95. 该患儿最可能的诊断是

A. 流行性感冒　　B. 川崎病

C. 猩红热　　D. 咽－结合膜热

E. 麻疹

96. 最可能感染的病原体是

A. 流感病毒　　B. 麻疹病毒

C. 流感嗜血杆菌　　D. 溶血性链球菌

E. 腺病毒

97. 治疗原则不包括

A. 呼吸道隔离　　B. 抗病毒治疗

C. 抗生素治疗　　D. 休息、多饮水

E. 对症治疗

（98~99题共用题干）患儿，女，5个月。体温37.9℃，呛奶，咳嗽，有痰咳不出，出现面色发绀，呼吸急促，双肺可闻及散在的干、湿啰音。

98. 护士应首先采取的措施是

A. 降温　　B. 止咳

C. 吸痰　　D. 吸氧

E. 控制感染

99. 该患儿目前最需要解决的护理问题是

A. 营养失调　　B. 体液不足

C. 气体交换受损　　D. 清理呼吸道无效

E. 低效性呼吸型态

（100~102题共用题干）11个月患儿，发热、咳嗽2天，以肺炎收入院。入院第2天，突然烦躁不安、呼吸急促，发绀。查体：体温38℃，呼吸70次/分，心率186次/分，心音低钝，两肺细湿啰音增多，肝肋下3.5cm。

100. 该患儿治疗措施最关键的是

A. 大剂量使用镇静剂　　B. 间断吸氧

C. 使用利尿剂　　D. 使用洋地黄制剂

E. 吸痰清理呼吸道

101. 对该患儿的护理错误的是

A. 面罩给氧　　B. 置患儿于半卧位

C. 避免各种刺激　　D. 加快输液速度

E. 备好抢救用品

102. 该患儿病情缓解的主要指标是

A. 烦躁不安是否缓解　　B. 呼吸困难是否缓解

C. 心率是否减慢　　D. 呼吸频率是否减慢

E. 肺部湿啰音是否消失

（103~104题共用题干）患儿，男，2岁。发热，体温39.5℃，咳嗽，食欲缺乏，乏力，初为干咳，现有少量的痰。体检双肺呼吸音粗，可闻及散在的干、湿啰音。胸片示双肺大小不等的片状阴影。

103. 护士首先提出的护理问题应是

A. 营养失调　　B. 体液不足

C. 体温过高　　D. 活动无耐力

E. 清理呼吸道无效

104. 护士首先应给予的护理措施是

A. 立即降温　　B. 少食多餐

C. 雾化吸入　　D. 氧气吸入

E. 静脉补充高营养

（105~107题共用题干）患儿，女，2岁，因咳嗽、咳痰2天，喘息半天入院。体检：体温38.4℃，脉搏96次/分，呼吸45次/分，呈呼气性呼吸困难，听诊两肺满布哮鸣音及粗湿啰音，患儿咳嗽无力，诊断为哮喘性支气管炎，家长非常焦急，担心转为支气管哮喘。

105. 该患儿现存的首优护理诊断/问题是

A. 低效性呼吸形态　　B. 体温升高

C. 焦虑　　D. 清理呼吸道无效

E. 气体交换受损

106. 以下哪项护理措施最适用于该患儿

A. 定时为患儿拍背　　B. 少量多次饮水

C. 体位引流　　D. 超声雾化吸入

E. 定时负压吸痰

107. 对该患儿家长进行健康指导下列哪项不妥

A. 介绍本病的原因　　B. 指导护理方法

C. 解释超声雾化吸入的作用　　D. 说明本病有反复发作倾向

E. 说明患儿可发展为支气管哮喘

（108~110题共用题干）患儿，女，6个月。因咳嗽、咳痰2天，喘息伴发绀1小时入院。入院体温37.9℃，心率150次/分，呼吸68次/分，口周发绀，鼻扇、三凹征明显，双肺可闻及大量的细湿啰音，X线片示双肺片状阴影。

108. 护士考虑该患儿最可能的诊断是

A. 支气管炎　　B. 支气管肺炎

C. 支气管哮喘　　D. 腺病毒性肺炎

E. 哮喘性支气管炎

109. 护士提出的最主要的护理问题是

A. 体液不足　　B. 活动无耐力

C. 低效性呼吸型态　　D. 气体交换受损

E. 清理呼吸道无效

110. 护士首先应给予的护理措施是

A. 立即降温　　B. 少食多餐

C. 雾化吸入　　D. 氧气吸入

E. 病室内空气流通，温、湿度适宜

（111~113题共用题干）患儿，女，7岁。3天前因受凉出现发热、咳嗽、喘憋、食欲缺乏，遵医嘱给予静脉补液后，突然出现咳粉红色泡沫痰。查体：体温38.4℃，心率140次/分，呼吸58次/分，呼吸困难，肺部听诊有大量细湿啰音。

111. 护士考虑此患儿为

A. 右心衰竭　　B. 肺气肿
C. 急性肺水肿　　D. 支气管哮喘
E. 支气管异物

112. 护士应给患儿采取的卧位是
A. 平卧位　　B. 俯卧
C. 半卧位　　D. 仰卧屈膝位
E. 坐位，双腿下垂

113. 护士应立即给予的治疗是
A. 间歇吸入20%~30%乙醇湿化的氧气
B. 持续吸入20%~30%乙醇湿化的氧气
C. 间歇吸入30%~40%乙醇湿化的氧气
D. 持续吸入30%~40%乙醇湿化的氧气
E. 持续吸入50%乙醇湿化的氧气

（114~115题共用题干）男孩，3岁。发热伴咳嗽2天，加重1天。查体：体温39℃，脉搏120次/分，呼吸46次/分。眼部充血，双侧扁桃体Ⅰ度肿大，充血明显。听诊可闻及固定的中、细湿啰音，心律齐，未闻及杂音。腹平软，肝右肋下1.5cm，脾未触及。

114. 该患儿最主要的诊断是
A. 上感　　B. 支气管哮喘
C. 急性支气管肺炎　　D. 急性扁桃体炎
E. 急性支气管炎

115. 如果在病程中患儿病情加重，胸部X线示：肋膈角变钝，肺部可见薄壁空洞。最可能的病原体是
A. 金黄色葡萄球菌　　B. 腺病毒
C. 呼吸道合胞病毒　　D. 流感嗜血杆菌
E. 肺炎链球菌

（116~119题共用题干）患儿，女，8个月。咳喘3天，近1天症状加重。查体：呼吸70次/分，口周发绀，心率180次/分，心音低钝。双肺密集细湿啰音，肝于右肋下3cm可触及。

116. 最可能的诊断是
A. 上呼吸道感染　　B. 支气管炎
C. 支气管哮喘　　D. 支气管肺炎
E. 脓胸

117. 伴有的合并症是

A. 心力衰竭　　B. 呼吸衰竭
C. 中毒性脑病　　D. 脓气胸
E. 上气道梗阻

118. 除吸氧外还应
A. 用呼吸兴奋剂　　B. 用强心剂
C. 用脱水剂　　D. 穿刺抽脓
E. 气管插管

119. 该患儿的输液速度应控制在每小时不超过
A. 1ml/kg　　B. 2ml/kg
C. 5ml/kg　　D. 8ml/kg
D. 10ml/kg

（王和俊）

第十一章　循环系统疾病患儿的护理

【重点难点】

重点　先天性心脏病的分类；先天性心脏病、充血性心力衰竭的身体状况、护理诊断、护理措施。

难点　小儿循环系统解剖生理特点；先天性心脏病血流动力学改变。

【常见考点】

第一节　小儿循环系统解剖生理特点

考点一　小儿循环系统解剖特点

（1）妊娠2~8周是心脏胚胎发育的关键时期。

（2）卵圆孔于出生后5~7个月形成解剖上关闭，动脉导管约80%婴儿于生后3~4个月、95%婴儿生后1年内形成解剖上关闭。

考点二　小儿循环系统生理特点

（1）不同年龄小儿正常心率。新生儿120~140次/分；1岁以内110~130次/分；1~3岁100~120次/分；4~7岁80~100次/分；8~14岁70~90次/分。

（2）2岁以后小儿收缩压=年龄×2+80mmHg，舒张压＝收缩压×2/3。收缩压高于此标准20mmHg为高血压，低于此标准20mmHg为低血压。测量血压时血压计袖带宽度为小儿上臂长度的2/3。

第二节　先天性心脏病

考点一　先天性心脏病的分类

1. 左向右分流型（潜伏青紫型）　常见的有房间隔缺损、室间隔缺损、动脉导管未闭。

2. 右向左分流型（青紫型）　常见的有法洛四联症。

3.无分流型（无青紫型） 常见的有肺动脉狭窄、主动脉缩窄、右位心等。

考点二 先天性心脏病的病因

遗传因素和环境因素，特别妊娠早期病毒感染是导致先心病的主要原因。

考点三 法洛四联症的四种畸形

法洛四联症由以下4种畸形组成：①肺动脉狭窄；②室间隔缺损；③主动脉骑跨；④右心室肥厚；其中以肺动脉狭窄为最主要的畸形。

考点四 常见先天性心脏病的鉴别（表11–1）

表11–1 常见先天性心脏病的鉴别

		室间隔缺损	房间隔缺损	动脉导管未闭	法洛四联症
分类		左向右分流型			右向左分流型
症状		生长发育落后，面色苍白，乏力，心悸，多汗，喂养困难，易患呼吸道感染。当剧哭、屏气、肺炎时出现暂时性青紫。晚期形成梗阻性肺动脉高压时出现持续性青紫，动脉导管未闭患儿表现为差异性青紫			生长发育落后，青紫，蹲踞现象，阵发性缺氧发作
体征	杂音部位及性质	胸骨左缘3~4肋间粗糙的全收缩期杂音	胸骨左缘2~3肋间收缩期喷射性杂音	胸骨左缘第2肋间连续性机器样杂音	胸骨左缘2~4肋间喷射性收缩期杂音
	震颤	有	无	有	可有
	P_2	亢进	亢进、固定分裂	亢进	减弱
	其他体征	无	无	周围血管征	杵状指（趾）
并发症		反复呼吸道感染、心力衰竭、感染性心内膜炎			脑血栓、脑脓肿
X线检查	肺动脉段	凸出			凹陷
	肺门舞蹈	有			无
	肺野	充血			清晰
	房室增大	右室、左室，左房可大	右房、右室	左房、左室	右室大，“靴型”心
治疗		内科治疗：控制病情、心导管介入术；动脉导管未闭：早产儿生后一周口服吲哚美辛促进关闭			内科治疗：控制病情

考点五 先天性心脏病的护理措施

（1）给予高蛋白、丰富维生素、充足能量以及适量的蔬菜类粗纤维食品。并发心力衰竭时应采用低盐或无盐饮食。

（2）少量多餐，每次喂乳时间可适当延长，奶瓶乳头孔可稍大。必要时可在喂哺前先吸氧。

（3）防止交叉感染，做口腔小手术（如拔牙、扁桃体切除术）时，应给予抗生素防止感染性心内膜炎发生。

（4）观察病情变化，防止并发症　①法洛四联症患儿应避免剧哭、用力排便、情绪激动等预防阵发性缺氧发作。缺氧发作时应立即将患儿置于膝胸卧位，给予吸氧，并立即应用普萘洛尔、吗啡等急救药品。②法洛四联症患儿在夏季多汗、发热、吐泻时应供给足够的水分，以防脑血栓形成。③法洛四联症患儿出现蹲踞时，不要强行拉起，应让患儿自然蹲踞和起立。④保持病室和患儿安静，避免哭闹。若出现心力衰竭，应立即吸氧，遵医嘱使用洋地黄制剂等，严格控制输液量和速度。

第三节　病毒性心肌炎

考点一　病毒性心肌炎常见的病原体

病毒性心肌炎的病原体常见的有柯萨奇病毒，其次是埃可病毒。

考点二　病毒性心肌炎的休息时间

急性期卧床休息至热退后3~4周，病情基本稳定后逐渐增加活动量，恢复期继续限制活动量，总休息时间不得少于6个月。心脏扩大及心力衰竭者，应延长卧床时间至心衰控制，心功能和心脏正常后（大约需半年至1年），根据具体情况逐渐增加活动量。

第四节　充血性心力衰竭

考点一　引起小儿充血性心力衰竭最常见的疾病

引起小儿充血性心力衰竭最常见的疾病是先天性心脏病。

考点二　小儿心力衰竭的临床诊断标准

（1）呼吸困难、青紫突然加重，安静时呼吸>60次/分。

（2）安静时心率增快，婴儿>180次/分，幼儿>160次/分，不能用发热或缺氧解释者。

（3）肝大，肋下>3cm，或短时间内较前增大。

（4）心音明显低钝或出现奔马律。

（5）突然出现烦躁不安，面色苍白或发灰，不能用原发病解释者。

（6）尿少、下肢水肿，排除营养不良、肾炎、维生素缺乏等原因所致者。

以上（1）~（4）项为诊断的主要依据。

考点三 充血性心力衰竭的护理措施

1.减轻心脏负荷

（1）取半卧位；有明显左心衰竭时，半卧位或坐位，双腿下垂。保持安静，避免各种刺激。

（2）轻者低盐饮食；重者无盐饮食。给予营养丰富、易消化的食物，少量多餐，避免过饱。洋地黄制剂期间鼓励患儿多食含钾丰富的食物，同时避免摄入含钙丰富的食物。

（3）保持大便通畅

（4）水肿明显者应严格控制液体入量，减慢输液速度，控制在每小时5ml/kg。

2.出现其他并发症的护理　呼吸困难、发绀的患儿给予吸氧；急性肺水肿时，给予患儿吸入经20%~30%乙醇湿化的氧气。

3.洋地黄类药物使用注意事项　①每次用药前须先测脉搏，若发现脉率缓慢（婴儿<90次/分，幼儿<80次/分，年长儿<70次/分）或脉律不齐，暂停用药；配药时用1ml注射器准确抽取药液。②给药时静脉注射速度要缓慢；注意强心苷不能与其他药液混合注射；避免与钙剂混合使用。③给药后1~2小时要监测患儿心率和心律。小儿洋地黄中毒反应最常见的是心律失常，也是最严重的表现，有心动过缓或过速、室性早搏、房室传导阻滞等。

【自测题】

【A1型题】

1.胚胎发育时心脏形成的关键期是

A. 10~20周　　B. 8~18周
C. 5~12周　　D. 3~10周
E. 2~8周

2.胎儿期血氧含量最高的部位是

A.心　　B.脑
C.肺　　D.肝
E.肾

3.正常胎儿的血液循环中下列哪一部位的血氧含量最高

A.脐动脉　　B.脐静脉
C.右心房　　D.右心室
E.主动脉

4.关于胎儿正常血液循环特点的描述，错误的是

A.营养与气体交换通过胎盘与脐血管完成

B. 只有体循环，几乎无肺循环

C. 体内绝大部分是动脉血

D. 静脉导管、卵圆孔及动脉导管是特殊通道

E. 肝血含氧量最高

5. 正常脐带内含有

A. 一条脐动脉，一条脐静脉　　B. 两条脐动脉，一条脐静脉

C. 两条脐动脉，两条脐静脉　　D. 一条脐动脉，两条脐静脉

E. 两条脐动脉

6. 卵圆孔解剖上闭合的时间是

A. 生后1~2个月　　B. 生后2~3个月

C. 生后3~4个月　　D. 生后4~5个月

E. 生后5~7个月

7. 80%小儿动脉导管解剖上关闭的时间是

A. 生后1~2个月　　B. 生后2~3个月

C. 生后3~4个月　　D. 生后4~5个月

E. 生后5~7个月

8. 4岁小儿正常心率为

A. 70~90次/分　　B. 80~100次/分

C. 100~120次/分　　D. 100~130次/分

E. 120~140次/分

9. 关于小儿脉率下列哪项正确

A. 年龄越小脉率越慢　　B. 体温升高1℃脉率增快20次/分

C. 测脉率时可测30秒再乘2　　D. 小儿心率不易受外界因素影响

E. 小儿进食、哭闹时心率可增快

10. 小儿体温升高1℃其脉搏增加

A. 5~10次/分　　B. 10~15次/分

C. 15~20次/分　　D. 20~25次/分

E. 25~30次/分

11. 关于小儿血压测量下列叙述哪项正确

A. 袖带的宽度为上臂长度的2/3　　B. 袖带的宽度为前臂长度的2/3

C. 袖带太窄测得血压偏低　　D. 小儿哭闹、兴奋时血压下降

E. 下肢血压比上肢血压高

12. 最常见的先天性心脏病是

A.房间隔缺损　　B.室间隔缺损
C.动脉导管未闭　　D.法洛四联症
E.肺动脉狭窄

13.右向左分流型心脏病是
A.房间隔缺损　　B.室间隔缺损
C.动脉导管未闭　　D.主动脉狭窄
E.法洛四联症

14.下列关于先天性心脏病的患儿，不会出现青紫的是
A.室间隔缺损　　B.房间隔缺损
C.动脉导管未闭　　D.法洛四联症
E.肺动脉狭窄

15.室间隔缺损时不会出现的改变是
A.左室增大　　B.右房增大
C.右室增大　　D.肺动脉凸出
E.左心房增大

16.最不可能出现右心室肥大的疾病是
A.房间隔缺损　　B.小型室间隔缺损
C.肺动脉狭窄　　D.艾森曼格综合征
E.法洛四联症

17.室间隔缺损伴艾森曼格综合征的临床表现为
A.生后即青紫　　B.暂时性青紫
C.持续性青紫　　D.不出现青紫
E.差异性青紫

18.常伴有杵状指的先天性心脏病是
A.室间隔缺损　　B.房间隔缺损
C.动脉导管未闭　　D.法洛四联症
E.风湿性心脏病

19.第二心音固定分裂，常见于
A.二尖瓣关闭不全　　B.主动脉瓣关闭不全
C.室间隔缺损　　D.房间隔缺损
E.肺动脉瓣关闭不全

20.临床上出现差异性青紫的先天性心脏病是
A.法洛四联症　　B.完全性大动脉转位

C.动脉导管未闭　　D.房间隔缺损

E.室间隔缺损

21.差异性青紫指的是

A.头面部青紫　　B.上半身青紫

C.全身青紫　　D.末梢青紫

E.下半身青紫

22.动脉导管未闭脉压差增大的主要原因是

A.心脏存在着异常的通道　　B.肺动脉的血分流至主动脉

C.肺循环血流量明显增多　　D.体循环血流量明显减少

E.舒张压下降

23.动脉导管未闭周围血管征产生的原因主要是

A.心脏存在异常的通道　　B.体循环血流量明显减少

C.肺循环血流量明显增多　　D.脉压明显增大

E.收缩压明显升高

24.先天性心脏病出现毛细血管搏动应考虑

A.室间隔缺损　　B.房间隔缺损

C.动脉导管未闭　　D.法洛四联症

E.肺动脉狭窄

25.属于青紫型先天性心脏病的是

A.房间隔缺损　　B.室间隔缺损

C.动脉导管未闭　　D.肺动脉狭窄

E.法洛四联症

26.法洛四联症最重要的畸形是

A.肺动脉狭窄　　B.室间隔缺损

C.主动脉骑跨　　D.左心室肥厚

E.右心室肥厚

27.法洛四联症青紫程度及出现早晚取决于

A.肺动脉狭窄程度　　B.室间隔缺损大小

C.主动脉骑跨程度　　D.右心室肥厚程度

E.左心室肥厚程度

28.法洛四联症杂音响度主要取决于

A.左、右室之间压力差　　B.肺动脉狭窄的程度

C.室间隔缺损大小　　D.主动脉骑跨程度

E.右心室肥厚的程度

29.法洛四联症发生昏厥的主要原因是

A.右心室肥厚　B.主动脉骑跨

C.室间隔缺损大小　D.室间隔缺损的部位

E.肺动脉狭窄致漏斗部痉挛

30.哪种先天性心脏病易引起脑脓肿

A.动脉导管未闭　B.房间隔缺损

C.室间隔缺损　D.法洛四联症

E.右位心

31.法洛四联症不应出现的症状是

A.蹲踞　B.贫血

C.突然晕厥　D.杵状指（趾）

E.活动耐力下降

32.左向右分流型先心病最常见的并发症为

A.感染性心内膜炎　B.脑血栓

C.脑脓肿　D.肺炎

E.心力衰竭

33.“肺门舞蹈征”多见于

A.法洛四联症　B.右位心

C.主动脉缩窄　D.室间隔缺损

E.肺动脉狭窄

34.房间隔缺损的X线改变是

A.右心房及右心室增大　B.左心房及左心室增大

C.右心房及左心房增大　D.左心室及右心室增大

E.左心房及左、右心室增大

35.用药物可能治愈的先天性心脏病是

A.法洛四联症　B.动脉导管未闭

C.房间隔缺损　D.室间隔缺损

E.肺动脉狭窄

36.采用吲哚美辛治疗动脉导管未闭的最佳年龄段是

A.新生儿期　B.学龄期

C.青春期　D.幼儿期

E.学龄前期

37. 先天性心脏病患儿饮食护理不妥的是

A. 给蛋白质、维生素丰富的易消化食物

B. 经常调换品种增进食欲

C. 鼓励小儿每餐尽量多进食

D. 有水肿时适当限制食盐的摄入

E. 供给适量的蔬菜、水果

38. 法洛四联症患儿缺氧发作，使用普萘洛尔（心得安）的目的

A. 增强心肌收缩力　　B. 减慢心率

C. 减少心肌耗氧量　　D. 降低血压

E. 抗焦虑

39. 法洛四联症患儿出现蹲踞现象，是为了

A. 增加心脑血供应量

B. 缓解疲劳

C. 缓解漏斗部痉挛

D. 增加体循环压力，减少静脉回心血量，减轻心脏负荷

E. 减少下肢耗氧量

40. 关于先心病儿童的个性心理特征表现，错误的叙述是

A. 性格内向　　B. 情绪不稳

C. 依赖心理增强　　D. 明显的恐惧感

E. 记忆力强

41. 护理法洛四联症患儿时，给患儿补充充足水分的主要目的是

A. 防止血栓栓塞　　B. 防止休克

C. 补充能量　　D. 保持酸碱平衡

E. 保持渗透压平衡

42. 房间隔缺损患儿如需外科手术，手术时机一般选择在

A. <1岁　　B. 1~3岁

C. 1~5岁　　D. 3~5岁

E. 出现持续青紫

43. 先天性心脏病患儿出院时对其家长的健康指导，错误的是

A. 合理安排患儿的饮食、生活　　B. 按时进行预防接种

C. 定期复查，择期手术　　D. 应卧床休息，避免一切体育活动

E. 避免到公共场所人群集中的地方

44. 引起病毒性心肌炎最常见的病毒是

A.疱疹病毒　B.柯萨奇病毒
C.肝炎病毒　D.流感病毒
E.轮状病毒

45.病毒性心肌炎主要体征是
A.心尖区收缩期杂音　B.心脏杂音
C.心包磨擦音　D.心音低钝
E.肺动脉瓣区第二心音减弱

46.对病毒性心肌炎的治疗错误的是
A.重症病例早期可使用糖皮质激素
B.应用大剂量维生素C改善心肌代谢
C.可用辅酶Q_{10}保护心肌
D.重症病例可静滴丙种球蛋白
E.心肌炎对洋地黄较敏感，易中毒，一般用有效剂量的1/3

47.病毒性心肌炎的患儿一般的休息时间不少于
A. 1~3个月　B. 3~6个月
C. 6~9个月　D. 9~12个月
E. 12~18个月

48.急性病毒性心肌炎的患儿，特别强调的护理措施是
A.预防上呼吸道感染　B.休息
C.降温　D.严格记录每日出入量
E.给予高蛋白、高热量、高维生素的饮食

49.下列关于心力衰竭临床诊断依据，错误的是
A.心率增快，婴儿>180次/分，幼儿>160次/分
B.呼吸困难加重
C.肝大
D.突然烦躁不安，面色苍白
E.尿多、下肢水肿

50.治疗小儿充血性心力衰竭最常选用的口服药物是
A.毛花苷C　B.地高辛
C.多巴酚丁胺　D.多巴胺
E.钙剂

51.服用下列药物时，需常规测量脉搏或心率的是
A.普萘洛尔　B.地西泮

C. 洋地黄　　D. 泼尼松

E. 氯丙嗪

52. 心力衰竭应用强心苷治疗期间，应多给患儿进食的种类是

A. 含钙丰富的食物　　B. 含镁丰富的食物

C. 含钾丰富的食物　　D. 含铁丰富的食物

E. 含锌丰富的食物

53. 下列哪项不是洋地黄类药物常见的毒性反应

A. 食欲缺乏、恶心、呕吐　　B. 室性期前收缩

C. 窦性心动过缓　　D. 出血性膀胱炎

E. 头痛、视物模糊、黄绿色视

54. 评估先天性心脏病患儿的健康史时，应重点评估母亲孕前3个月是否

A. 接触B超　　B. 病毒感染

C. 细菌感染　　D. 吃过感冒药

E. 缺乏叶酸

55. 血流动力学改变示体循环血量增多，而肺循环血量减少的先天性心脏病可能是

A. 房间隔缺损　　B. 室间隔缺损

C. 动脉导管未闭　　D. 法洛四联症

E. 肺动脉狭窄

【A2型题】

56. 患儿，女，3岁。护士测量血压收缩压为90mmHg，她的血压是

A. 高血压　　B. 正常血压

C. 临界状态　　D. 低血压

E. 测量错误

57. 患儿，男，3岁，哭闹时出现口唇发绀，听诊闻及胸骨左缘收缩期杂音，考虑为先天性心脏病，最具有诊断价值的检查是

A. 心电图　　B.X线检查

C. 超声心动图　　D. 血常规检查

E. 心肌标志物检查

58. 某新生儿，出生后即被诊断为右向左分流型先心病。护士向其家人解释该病特点，告知先天性心脏病右向左分流型最明显的外观特征为

A. 心脏杂音　　B. 发育迟缓

C. 持续发绀（青紫）　　D. 前囟隆起

E. 活动耐力下降

59. 患儿，女，3岁。出生后青紫逐渐加重。杵状指，胸骨左缘第3肋间可闻及3级收缩期杂音，胸部X线检查结果最可能提示

A. 右心房、右心室肥厚　　B. 左心室肥厚，呈梨形心

C. 右心室肥厚，呈靴形心　　D. 左心室、右心室肥厚

E. 左心房、右心室肥厚

60. 患儿，10个月，出生后反复呼吸道感染，脉搏168次/分，胸骨左缘第3~4肋间闻及3级粗糙收缩期杂音，双肺闻及细湿啰音。该患儿的诊断是

A. 室间隔缺损并支气管肺炎　　B. 房间隔缺损并支气管肺炎

C. 动脉导管未闭并支气管肺炎　　D. 法洛四联症并支气管肺炎

E. 室间隔缺损

61. 患儿，男，10个月。发热、咳嗽3天，气促、烦躁、纳差、尿少1天。生后患肺炎数次。查体：体温37.5℃，呼吸66次/分，心率180次/分，口唇青紫，两肺细湿啰音，胸骨左缘第3~4肋间闻及3~4级收缩期杂音，肺动脉瓣区第二心音亢进，肝右肋下3cm，双足背水肿。考虑诊断为

A. 室间隔缺损并细菌性心内膜炎　　B. 室间隔缺损并肺炎和心力衰竭

C. 房间隔缺损并肺水肿　　D. 室间隔缺损并肺炎

E. 动脉导管未闭并心力衰竭

62. 患儿，女，2岁。多次患肺炎。胸片示：肺纹理增强，左心房、左心室大，主动脉影增宽。应诊断为

A. 房间隔缺损　　B. 室间隔缺损

C. 动脉导管未闭　　D. 法洛四联症

E. 艾森曼格综合征

63. 女，4岁。因心悸、多汗入院。体检：消瘦，气急、水冲脉，心率120次/分，胸骨左缘第2肋间闻及粗糙的连续性机械样杂音，肺动脉瓣第二心音亢进。最可能的诊断是

A. 法洛四联症　　B. 动脉导管未闭

C. 肺动脉瓣狭窄　　D. 室间隔缺损

E. 房间隔缺损

64. 患儿，男，3岁。发育落后，少动，发绀，有蹲踞现象。胸骨左缘2~4肋间可闻及3级收缩期喷射性杂音，X线示心脏外形呈靴型。应诊断为

A. 房间隔缺损　　B. 室间隔缺损

C. 动脉导管未闭　　D. 法洛四联症

E. 肺动脉狭窄

65. 患儿，男，3岁。体格瘦小，乏力、多汗，活动后气促，哭闹时唇周青紫，胸骨左缘2~3肋间可闻及3级收缩期杂音，肺动脉瓣第二音亢进并固定分裂。X线示右房、右室扩大。最可能的诊断是

A. 营养不良　　B. 佝偻病
C. 法洛四联症　　D. 房间隔缺损
E. 室间隔缺损

66. 患儿，女，4岁。自幼呼吸较急促，消瘦，乏力，唇、指（趾）甲床青紫，哭闹时加重。体检：胸骨左缘第3~4肋间可闻及3级喷射样收缩期杂音。X线检查右心室增大，肺动脉凹陷。最可能的诊断是

A. 房间隔缺损　　B. 室间隔缺损
C. 动脉导管未闭　　D. 肺动脉狭窄
E. 法洛四联症

67. 患儿，男，6岁，室间隔缺损，尚未治疗。现因龋齿需拔牙，医生在拔牙前给予抗生素，其目的是预防

A. 上呼吸道感染　　B. 牙龈出血
C. 支气管炎　　D. 充血性心力衰竭
E. 感染性心内膜炎

68. 患儿，女，3岁，法洛四联症，心功能Ⅳ级。护士建议其家长该患儿最合适的手术时机是

A. 立即　　B. 择期
C. 学龄前　　D. 成年后
E. 心功能改善后

69. 患儿，男，3岁。患法洛四联症，将择期进行手术。患儿入院5天来，不让父母离开身边，见到医护人员及陌生人员靠近会躲避，睡眠中常有惊醒。患儿出现上述表现的主要原因是

A. 对医护人员的恐惧　　B. 分离性焦虑
C. 对死亡恐惧　　D. 对手术焦虑
E. 对病情的焦虑

70. 患儿，女，4岁。曾患过肺炎，当时出现青紫，恢复后青紫消失。初步考虑为左向右分流型先心病。对其实施的护理措施错误的是

A. 避免剧烈运动　　B. 取消免疫接种
C. 积极预防感染　　D. 防止心力衰竭
E. 合理安排学习

71. 患儿，女，6个月，室间隔缺损，哭闹时有口唇发绀。饮食护理正确的是
A. 可以边喂哺边吸氧　　B. 每餐宜喂饱，以保证营养
C. 提供低蛋白、易消化食物　　D. 喂哺后取仰卧位以利消化
E. 喂哺过程中可暂停，给予休息

72. 患儿，男，10岁。室间隔缺损，拟次日行室间隔缺损修补术，夜间护士巡视病房时发现患儿不肯入睡，哭诉不想手术。该患儿的主要护理问题是
A. 活动无耐力　　B. 营养失调：低于机体需要量
C. 潜在并发症：心力衰竭　　D. 有感染的危险
E. 焦虑/恐惧

73. 患儿，女，4岁。生后即发现心脏有杂音，曾患肺炎3次，剧烈活动后气促，有时出现青紫。查体：生长发育落后，胸骨左缘3~4肋间闻及Ⅳ级粗糙收缩期杂音，对患儿家长进行健康教育时，错误的是
A. 保证绝对卧床休息　　B. 供给充足的营养
C. 预防感冒，及时控制肺炎　　D. 适时实施手术治疗
E. 做好保护性隔离，防止感染

74. 患儿，2岁，诊断为动脉导管未闭。对该患儿做健康指导时，不妥的是
A. 建立合理的生活制度　　B. 充分运动，增强体质
C. 合理营养，促进生长　　D. 预防呼吸道感染
E. 指导定期复诊

75. 患儿，5岁。诊断为“房间隔缺损”，拟择期手术治疗。门诊护士对家属的健康教育要点，错误的是
A. 本病为一种先天性心脏病　　B. 经过治疗，大多数情况下预后良好
C. 治疗方案以手术为主　　D. 术前最重要的是防止皮肤破损
E. 术前注意保暖，避免着凉、感冒

76. 患儿，女，6岁。2周前出现发热，全身乏力，近两天出现心悸、胸闷、胸痛，为明确诊断，最有价值的检查是
A. 血液检查　　B. 心电图
C. 超声心电图　　D. 胸片
E. 心脏CT

【A3/A4型题】

（77~80题共用题干）患儿，女，3岁。自幼发现心脏杂音，初步诊断为“室间隔缺损”。

77. 进行护理评估时最有意义的检查结果是
A. 心电图　　B. 心音图

C. X线胸片　　D.超声心动图

E.心导管检查

78.该病最常见的并发症是为

A.脑出血　　B.脑血栓

C.脑脓肿　　D.呼吸衰竭

E.呼吸道感染

79.患儿出现心力衰竭时，正确的饮食指导是

A.低脂饮食　　B.低盐饮食

C.半流食　　D.普通饮食

E.无渣饮食

80.如果患儿服用强心苷正确的护理是

A.服药前数脉搏　　B.服药后及时补钙

C.服药后不能补钙钾　　D.与利尿剂同时服用

E.与果汁同时服用

（81~83题共用题干）患儿，男，3天。发现心脏杂音，哭吵后口周青紫，无抽搐。体检：胸骨左缘第2肋间粗糙的连续性机械样杂音，周围血管征阳性。胸片示肺血增多。

81.可能的诊断是

A.房间隔缺损　　B.室间隔缺损

C.动脉导管未闭　　D.肺动脉狭窄

E.法洛四联症

82.首选治疗药物是

A.抗生素　　B.利尿剂

C.氧气吸入　　D.吲哚美辛（消炎痛）

E.血管扩张剂

83.重要的护理措施是

A.避免哭闹　　B.拍背、吸痰

C.雾化吸入　　D.及时增减衣服

E.空气新鲜，环境安静

（84~89题共用题干）患儿，男，4岁。自幼青紫，生长发育落后，杵状指，喜蹲踞。20分钟前，剧烈活动后突然发生昏厥。

84.该患儿可能为

A.癫痫　　B.重度贫血

C.缺氧发作　　D.呼吸衰竭

E.心力衰竭

85.此时应采取的体位是

A.平卧位　　B.俯卧位

C.膝胸卧位　　D.头高脚低位

E.头低脚高位

86.对该患儿的处理下列措施哪项正确

A.限制活动　　B.口服普萘洛尔

C.口服强心苷类药物　　D.口服吲哚美辛（消炎痛）

E.每日供氧2小时

87.该患儿最易出现的并发症为

A.心力衰竭　　B.脑血栓、脑脓肿

C.亚急性细菌性心内膜炎　　D.化脓性脑膜炎

E.呼吸道感染

88.若患儿出现呕吐、腹泻，首选的护理措施是

A.按医嘱给予抗生素　　B.吸氧

C.补充液体　　D.卧床休息

E.暂时禁食

89.对该患儿的健康指导重要的是

A.合理喂养　　B.按时预防接种

C.预防呼吸道感染　　D.介绍本病最佳的手术年龄

E.预防心力衰竭

（90~93题共用题干）患儿，男，1岁。生后3个月开始出现口唇青紫，逐渐加重，诊断为法洛四联症。今日患儿哭闹后，出现面色青紫、昏厥、呼之不应。

90.该患儿可能是

A.肺动脉高压　　B.缺氧发作

C.脑出血　　D.脑栓塞

E.心力衰竭

91.患儿其心脏由哪4种畸形组成

A.主动脉狭窄，室间隔缺损，肺动脉骑跨，右心室肥厚

B.主动脉狭窄，房间隔缺损，主动脉骑跨，左心室肥厚

C.肺动脉狭窄，室间隔缺损，主动脉骑跨，右心室肥厚

D.肺动脉狭窄，房间隔缺损，肺动脉骑跨，左心室肥厚

E.肺动脉狭窄，房间隔缺损，主动脉骑跨，右心室肥厚

92. 该患儿最主要的临床表现是

A. 青紫　　B. 杵状指

C. 蹲踞现象　　D. 缺氧发作

E. 生长发育迟缓

93. 患儿拟近期手术，护士对家长的健康教育错误的是

A. 预防感染　　B. 防止便秘

C. 增加营养　　D. 增加活动量

E. 调整心功能至最佳状态

（94~97题共用题干）患儿，3岁，近1年多哭闹时出现青紫。查体：心前区隆起，胸骨左缘第3~4肋间可闻及Ⅳ级收缩期杂音，可触及震颤。X线检查示：左、右心室及左房增大，肺血管影增多，肺动脉段凸出。

94. 此患儿最可能的诊断是

A. 房间隔缺损　　B. 室间隔缺损

C. 肺动脉瓣狭窄　　D. 动脉导管未闭

E. 法洛四联症

95. 此患儿若决定手术必须做的检查是

A. 心电图　　B. 磁共振成像

C. 心功能检查　　D. 心导管检查

E. 超声心动图

96. 此患儿如出现永久性青紫，说明

A. 动脉系统淤血　　B. 形成艾森格曼综合征

C. 合并肺水肿　　D. 静脉系统瘀血

E. 合并心力衰竭

97. 此患儿不大可能出现的并发症是

A. 肺水肿　　B. 心力衰竭

C. 感染性心内膜炎　　D. 支气管肺炎

E. 脑血栓

（98~100题共用题干）5岁患儿，平日活动后心悸、气促，易患肺炎，发育落后，心脏听诊有杂音，有毛细血管搏动、水冲脉。诊断为动脉导管未闭。

98. 该患儿护理诊断问题下列哪项不妥

A. 营养不足　　B. 活动无耐力

C. 心排出量减少　　D. 有感染的危险

E. 有皮肤完整性受损的危险

99. 对该患儿的护理措施正确的是

A. 加强体育锻炼　　B. 增加进食量

C. 增加补液量　　D. 避免到人多的公共场所

E. 监测患儿血压

100. 对该患儿做健康指导时哪项错误

A. 介绍本病的治疗进展　　B. 指导家长合理安排患儿的食宿

C. 停止各种预防接种　　D. 向患儿及家长讲解本病的病因

E. 指导如何观察患儿活动过量的表现

（101~104题共用题干）患儿，男，4岁，因怀疑先天性心脏病就诊。

101. 首先应检查

A. 血常规　　B. 脑电图

C. 血钙、磷测定　　D. 胸部X线摄片

E. 腹部B超

102. 该患儿口唇黏膜青紫，轻度杵状指（趾），胸骨左缘2~4肋间听到2~3级收缩期杂音，肺动脉瓣第二心音减弱，为确诊应做的检查是

A. 脑电图　　B. 头部CT

C. 心肌酶谱　　D. 右心导管造影

E. 腹部B超

103. 2个月后患儿出现发热伴咽痛，2周后出现头痛。右侧巴氏征（+），WBC18×10^9/L，中性0.86，淋巴0.14。考虑合并

A. 肺炎　　B. 脑出血

C. 脑脓肿　　D. 心肌炎

E. 结核性脑膜炎

104. 并发症治愈后，进一步治疗的方法为

A. 预防外伤　　B. 口服维生素

C. 应用激素　　D. 长期抗生素预防感染

E. 施行心脏手术

（105~109题共用题干）患儿，4岁，现因肺炎诱发急性心力衰竭，护士遵医嘱用毛花苷C，患儿出现恶心呕吐、视物模糊。

105. 患者可能发生了

A. 心力衰竭加重　　B. 肺炎加重

C. 消化道感染　　D. 强心苷中毒

E. 室间隔缺损

106. 此时护士应采取的措施是

A. 立即停用强心苷并通知医生　B. 禁食含钾丰富的食物

C. 吸入乙醇湿化的氧气　D. 止吐

E. 减慢输液速度

107. 如果患儿因病情需要补钙，与强心苷至少要间隔的时间是

A. 2小时　B. 4小时

C. 8小时　D. 10小时

E. 12小时

108. 护士遵医嘱给患儿家属做饮食指导，其钠盐每日的量应为

A. <1g　B. <2g

C. <0.5g　D. <5g

E. 无盐饮食

109. 对该患儿的护理措施正确的是

A. 无需限制食盐摄入

B. 缺氧发作时将小儿置于平卧位

C. 为避免加重心脏负担，应少饮水

D. 钙剂可与洋地黄类药物同时使用

E. 超过2日无大便，禁止患儿下地独自排便

（王和俊）

第十二章　泌尿系统疾病患儿的护理

【重点难点】

重点　急性肾小球肾炎、肾病综合征、泌尿道感染患儿的身体状况、护理诊断及护理措施。

难点　急性肾小球肾炎、肾病综合征、泌尿道感染的发病机制。

【常见考点】

第一节　泌尿系统解剖生理特点

考点　小儿每日尿量正常及异常的判定标准

正常婴儿每昼夜排尿量为400~500ml/d；幼儿为500~600ml/d；学龄前期为600~800ml/d；学龄期为800~1400ml/d。婴幼儿尿量<200ml/d、学龄前期<300ml/d、学龄期<400ml/d为少尿；每日尿量<50ml为无尿。

第二节　急性肾炎

考点一　急性肾炎最常见的致病菌

本病多与A组β溶血性链球菌急性感染后引起的免疫反应有关。

考点二　急性肾炎的身体状况

1.前驱感染　绝大多数患儿在急性肾炎发病前1~4周有前驱感染史，呼吸道感染至肾炎发病为1~2周；夏季以皮肤感染多见，见于起病前2~4周。

2.典型表现

（1）水肿、少尿　水肿为最常见和最早出现的症状，一般于病程2~3周内消退。水肿同时伴尿量明显减少。

（2）血尿　30%~50%的患儿伴有肉眼血尿，尿色呈浓茶色或烟灰水样，也可呈鲜红色或洗肉水样。镜下血尿可持续数月，为最晚消失的表现。

（3）高血压　血压一般在120~150/80~110mmHg，多数患儿在病程1~2周随尿量增多而恢复正常。

3.严重表现　包括严重循环充血、高血压脑病、急性肾衰竭。

考点三　急性肾炎辅助检查的结果

1.尿常规　尿蛋白+~+++之间，尿沉渣镜检可见大量红细胞，常见透明、颗粒或红细胞管型。

2.血液检查　①血常规：可有轻度贫血，外周血白细胞正常或轻度升高。②抗链球菌溶血素O（ASO）增高。③血沉增快。④血清总补体（CH_{50}）及C_3下降。

考点四　急性肾炎的处理原则

本病为自限性疾病，无特异性治疗方法。主要是休息、控制钠和水的入量、清除残留感染病灶及利尿、降压等对症治疗。凡经休息、控制水钠、利尿而血压仍高者应予以降压药，降压药首选硝苯地平。高血压脑病首选硝普钠。

考点五　急性肾炎的护理措施

（1）一般起病两周内卧床休息，待肉眼血尿消失、水肿消退、血压正常，即可下床轻微活动或户外散步；血沉正常及尿内红细胞<10个/HP，可以上学，但应避免剧烈活动；Addis计数正常后可恢复正常生活。

（2）有水肿、高血压者应限盐限水；有氮质血症者应限蛋白，每日宜给优质动物蛋白0.5g/kg；有肾功能不全时，禁食高钾食物如柑、香蕉等。

第三节　肾病综合征

考点一　单纯性肾病和肾炎性肾病的鉴别

1.单纯性肾病　发病年龄多为2~7岁，男孩多于女孩。水肿是最突出的表现，常始于眼睑，呈凹陷性，严重时出现胸水、腹水和阴囊水肿。

2.肾炎性肾病　发病年龄多为学龄期。水肿一般不严重，除具备大量蛋白尿、低蛋白血症、高脂血症和不同程度的水肿这4大特征外，凡具有以下4项中之一或多项者为肾炎性肾病：①血尿；②高血压；③氮质血症；④血清补体下降。

考点二　肾病综合征的常见并发症

1.感染　为最常见的并发症，以上呼吸道感染最常见。

2.电解质紊乱　常见的有低钠血症、低钾血症和低钙血症。

3.低血容量休克。

4.高凝状态和血栓形成　以肾静脉血栓形成最常见。

考点三　肾病综合征的首选药物

本病的首选药物为肾上腺糖皮质激素，临床首选泼尼松。

考点四　肾病综合征的护理措施

1.适当休息　患儿除高度水肿、并发感染或严重高血压外，不必严格限制活动，每日定时下床轻微活动，但不要过度劳累，以免病情复发。即使卧床也要经常变换体位，防止静脉血栓形成。胸水、腹水严重致呼吸困难时，应采取半卧位。

2.饮食调整　一般患儿应给优质蛋白、少量脂肪、足量碳水化合物及高维生素饮食。大量蛋白尿期间，以优质蛋白为宜。恢复期应补充蛋白质；除重度水肿、高血压、少尿外一般不必过分限制盐的摄入。

3.预防感染　肾病患儿由于免疫力低下易并发各种感染，而感染又可导致病情加重或复发。与感染性患儿分室居住，避免到人多的公共场所；加强皮肤护理：①经常翻身，防止局部受压过久而产生压疮；臀部及四肢水肿严重时，受压部位衬垫棉圈，或用气垫床。②阴囊水肿时用棉垫或吊带托起。③严重水肿时应尽量避免肌内注射药物

考点五　肾病综合征的健康教育

出院时指导家长遵医嘱继续按要求服用激素；说明感染和劳累是造成复发的主要诱因；强调患儿预防接种要待停药1年后方可进行，否则可能引起肾病复发。

第四节　泌尿道感染

考点一　泌尿道感染的感染途径和主要致病菌

本病的感染途径最常见的是上行感染，主要的病原体为大肠埃希菌。

考点二　急性泌尿道感染的身体状况

新生儿症状极不典型，可有体温升高或不升；婴幼儿以全身症状为主；年长儿表现与成人相似。

考点三　泌尿道感染的辅助检查

1.尿常规　清洁中段尿离心沉渣镜检白细胞≥5个/HP，或白细胞成堆有诊断意义。

2.尿细菌学检查　取中段尿培养菌落计数≥10^5/ml可确诊，10^4~10^5/ml为可疑，<10^4/ml为污染。

【自测题】

【A1型题】

1. 根据小儿尿道特点，易患的疾病为

A. 肾病综合征
B. 急性肾小球肾炎
C. 尿毒症
D. 泌尿道感染
E. 急性肾盂肾炎

2. 学龄前儿童每日尿量低于多少时为少尿

A. 400ml
B. 300ml
C. 200ml
D. 100ml
E. 80ml

3. 急性肾炎的水肿大多从何处开始

A. 眼睑
B. 面部
C. 腰部
D. 胫骨前
E. 踝部

4. 典型的急性肾小球肾炎患儿，持续时间较久的表现是

A. 水肿
B. 高血压
C. 镜下血尿
D. 肉眼血尿
E. 氮质血症

5. 急性肾炎与肾病综合征水肿的描述，下列哪项是共有的

A. 由低蛋白血症引起
B. 由钠、水潴留引起的
C. 水肿为可凹陷性
D. 可波及全身
E. 可伴有少尿

6. 急性肾小球肾炎严重病例多发生在起病后

A. 第1周内
B. 第2周内
C. 第3周内
D. 第4周内
E. 第5周内

7. 急性肾炎合并急性肾功能不全的重要表现是

A. 头晕、头痛
B. 恶心、呕吐
C. 呼吸深快
D. 持续少尿、无尿
E. 嗜睡、乏力

8. 急性肾炎血液生化改变意义较大的是

A. 抗“O”升高
B. 血浆蛋白明显下降

C. 血清补体下降　　D. 胆固醇升高
E. 血沉增快

9. 急性肾炎应用青霉素是为了
A. 治疗急性肾炎本身　　B. 防止交叉感染
C. 预防肾炎复发　　D. 清除病灶内的残余链球菌
E. 治疗并发症

10. 急性肾炎早期主要的护理措施是
A. 卧床休息　　B. 忌盐饮食
C. 应用青霉素　　D. 应用利尿剂
E. 应用激素

11. 在静脉滴入硝普钠的过程中，要随时监测
A. 呼吸　　B. 心率
C. 血压　　D. 脉搏
E. 体温

12. 当急性肾小球肾炎患儿出现心衰体征时，首选的治疗方案是
A. 强心、利尿　　B. 强心、降压
C. 利尿、降压　　D. 利尿、透析
E. 降压、透析

13. 急性肾小球肾炎出现心衰体征时首选的药物是
A. 泼尼松　　B. 抗生素
C. 利尿剂　　D. 硝普钠
E. 免疫抑制剂

14. 单纯性肾病综合征有下列哪项表现
A. 血尿　　B. 蛋白尿
C. 氮质血症　　D. 高血压
E. 血 C_3 补体降低

15. 肾炎性肾病不同于单纯性肾病之处是
A. 水肿明显　　B. 大量蛋白尿
C. 有血尿和高血压　　D. 胆固醇增高
E. 血浆蛋白降低更明显

16. 肾病综合征患儿就诊的主要原因是
A. 低蛋白血症　　B. 水肿
C. 高血压　　D. 血尿

E. 大量蛋白尿

17. 下列不符合单纯性肾病的特点

A. 多见于2~7岁儿童
B. 男孩多于女孩
C. 镜检红细胞小于10个/HP
D. 没有高血压和氮质血症
E. 免疫学检查C_3补体下降

18. 肾病综合征出现低钙惊厥，主要是由于

A. 使用利尿剂
B. 尿中清蛋白与钙结合排出
C. 甲状旁腺功能失常
D. 进食少
E. 钙盐沉积于骨

19. 肾病综合征最常见的并发症是

A. 低血容量
B. 电解质紊乱
C. 感染
D. 休克
E. 血栓形成

20. 肾病综合征最主要的死亡原因是

A. 低血容量
B. 电解质紊乱
C. 感染
D. 休克
E. 血栓形成

21. 肾病综合征反复发作时可使用

A. 泼尼松
B. 抗生素
C. 利尿剂
D. 硝普钠
E. 免疫抑制剂

22. 治疗原发性肾病综合征的首选药物是

A. 速尿
B. 青霉素
C. 清蛋白
D. 免疫抑制剂
E. 糖皮质激素

23. 尿路感染的最常见致病菌是

A. 金黄色葡萄球
B. 大肠埃希菌
C. 铜绿假单胞菌
D. 溶血性链球菌
E. 克雷伯菌

24. 儿童发生泌尿道感染的主要途径是

A. 泌尿道先天畸形
B. 血行感染
C. 淋巴感染
D. 上行感染
E. 下行感染

25. 关于急性尿路感染的叙述，哪项是错误的

A. 新生儿期主要表现为败血症

B. 婴幼儿期全身中毒症状重

C. 年长儿下尿路感染时，膀胱刺激症较突出

D. 年长儿下尿路感染时，可有腰痛和肾区叩击痛

E. 年长儿上尿路感染时，可有发热等全身症状

【A2型题】

26. 6岁男孩，2周前患扁桃体炎。两日来眼睑水肿，尿少，肉眼血尿。血压150/110mmHg。尿蛋白（++）。血红细胞和血红蛋白轻度下降，ASO增高，C_3减少。此患儿最可能的诊断是

A. 急性肾炎　　B. 急进性肾炎

C. 肾炎型肾病　　D. 慢性肾炎

E. 良性再发性血尿

27. 7岁男孩，诊断为急性肾小球肾炎。病后5天，患儿突然头痛剧烈、呕吐、视物不清，该患儿可能发生了

A. 严重循环充血　　B. 急性肾功能不全

C. 高血压脑病　　D. 低钙惊厥

E. 严重感染

28. 4岁小儿，2日来眼睑及颜面水肿，尿呈浓茶色，24小时尿量为200ml，血压120/95mmHg。对该患儿的护理不妥的是

A. 起病两周内卧床休息　　B. 每日评估水肿情况

C. 给予低盐饮食　　D. 详细记录出入液量

E. 血沉正常即可恢复正常活动

29. 肾病综合征患儿突发腰痛、肉眼血尿、少尿，首先应考虑

A. 合并感染　　B. 低钾血症

C. 肾静脉血栓形成　　D. 心力衰竭

E. 低血容量休克

30. 4岁男孩，全身重度凹陷性水肿两周，双眼不能睁开，阴囊水肿发亮，腹水征阳性，尿蛋白（++++）。该患儿最可能的疾病为

A. 急性肾小球肾炎　　B. 肾病综合征

C. 泌尿系感染　　D. 急性肾衰竭

E. 心力衰竭

31. 5个月小儿，高热持续一周，拒食、呕吐、排尿时哭闹，尿布有臭味。该患儿

最可能的疾病是

A.急性肾炎　　B.小儿腹泻

C.肾病综合征　　D.化脓性脑膜炎

E.泌尿道感染

32.5岁患儿，近1周来发热、寒战、尿频、腰痛。医嘱留尿培养，下列关于尿培养的描述哪项不正确

A.应留取中段尿做培养

B.若培养菌落计数大于10^5/ml可确诊

C.留取尿标本时先用肥皂将外阴清洗干净

D.用0.05%苯扎溴胺冲洗2次再留尿

E.若30分钟未留到尿液，需再次消毒

【A3/A4型题】

（33~35题共用题干）10岁男孩，急性肾炎，水肿明显，尿少，气促，烦躁不安，不能平卧。肺底可闻及细湿啰音，心率140次/分，肝肋下2.5cm。X线胸片示肺纹理明显。

33.该患儿可能是

A.并发肺炎　　B.并发高血压脑病

C.并发严重循环充血　　D.并发急性肾衰竭

E.并发支气管肺炎

34.应采取的重点措施是

A.肌注青霉素　　B.用降压药

C.用地高辛　　D.肌注速尿

E.用激素

35.对于该患儿的护理，下列哪项不正确

A.严格卧床1~2周　　B.限制钠盐和水的摄入

C.每日热敷肾区1次　　D.定期测量体重

E.给予高糖、高维生素、低蛋白的饮食

（36~40题共用题干）患儿7岁，患上呼吸道感染2周后，出现食欲缺乏、乏力、尿少、水肿，尿呈浓茶色。体温38℃，血压120/95mmHg，尿蛋白（+），补体C_3降低。

36.该患儿最可能的疾病是

A.急性肾小球肾炎　　B.肾病综合征

C.泌尿道感染　　D.急性肾衰竭

E.肾肿瘤

37. 该患儿首优的护理诊断是

A. 体温过高　　B. 体液过多

C. 排尿异常　　D. 活动无耐力

E. 营养失调：低于机体需要量

38. 该患儿的护理措施哪项正确

A. 严格卧床休息2周　　B. 每日留取尿标本送培养

C. 严格控制蛋白质的入量　　D. 肉眼血尿消失后加强锻炼

E. 鼓励患儿多饮水

39. 患儿入院后第2天，出现端坐呼吸、两肺布满湿啰音、肝大，心音低钝、奔马律。该患儿可能发生了

A. 院内感染　　B. 急性心力衰竭

C. 高血压脑病　　D. 急性肾衰竭

E. 低钾血症

40. 护士应立即安置患儿于

A. 平卧位　　B. 半卧位

C. 头低足高位　　D. 左侧卧位

E. 膝胸卧位

（41~43题共用题干）患儿，男，8岁。以尿少、深棕色尿，伴颜面部水肿3天就诊。查体：血压140/86 mmHg，非凹陷性水肿。实验室检查：尿蛋白（++），镜检尿红细胞满视野。HB100g/L，ASO滴度升高，血清补体下降。

41. 该患儿最可能的诊断为

A. 急性肾小球肾炎　　B. 慢性肾小球肾炎

C. 单纯性肾病　　D. 肾炎性肾病

E. 急进性肾炎

42. 与本病关系密切的病史为

A. 2天来腹泻　　B. 2周前腰部外伤

C. 2周前扁桃体炎　　D. 1天来腹痛

E. 2个月前尿路感染

43. 有关该患儿的饮食管理，正确的是

A. 供给低糖、低热量饮食

B. 尿少时控制食盐摄入，每日不超过9g

C. 严重水肿时除限制盐的摄入外，还应限制水的摄入

D. 氮质血症时控制蛋白质入量，每日1.5g/kg

E.尿量增加、水肿消退、血压正常后，仍需坚持低蛋白饮食

（44~46题共用题干）患儿，男，7岁。以少尿、头痛3天，呕吐2次，惊厥1次就诊。观察患儿嗜睡，颜面水肿。测血压为160/105mmHg，尿检可见大量红细胞。完善其他相关检查，确诊为急性肾炎。

44.该患儿出现惊厥的原因是

A.低血钙
B.颅内出血
C.脑疝
D.高血压脑病
E.脑栓塞

45.下列正确的说法是

A.鼓励患儿多活动，分散其注意力以减轻头痛
B.如使用硝普钠，不需避光
C.首选硝普钠
D.保证水分的充足摄入
E.不限制食盐的摄入

46.该患儿休息时应注意

A.急性期卧床休息3~4周
B.水肿消退，肉眼血尿消失，血压恢复后可下床活动
C.尿内红细胞<20个/HP，血沉正常可上学
D.阿迪计数正常方可上学
E.尿蛋白恢复正常即可恢复正常活动

（47~49题共用题干）患儿，男，10岁。诊断为原发性肾病综合征，入院治疗。眼、面部水肿明显，有少量胸水。

47.该患儿目前正在应用肾上腺皮质激素治疗，观察其疗效常用的指标是

A.血尿
B.尿蛋白
C.少尿
D.水肿
E.血脂

48.患儿口服泼尼松治疗期间，对患儿的护理措施不妥的是

A.护理患儿动作轻柔以防骨折
B.加强皮肤护理，以防感染
C.观察患儿有无库欣综合征
D.大量增加蛋白质入量以弥补蛋白的丢失
E.蛋白摄入量以2g/（kg·d）为宜

49.患儿住院5周后要求出院，对该患儿出院指导首要强调的是

A.防止感冒　　B.避免到人多的场所
C.不可擅自停药或减量　　D.及时预防接种
E.学会观察尿蛋白的变化

（50~52题共用题干）4岁小儿，全身重度水肿两周，呈凹陷性，随体位变化，颜面及下肢明显。近3天24小时尿量100ml左右，水肿加重，腹部高于胸部，两眼不能睁开，呼吸困难。两肺中下野呼吸音减弱，叩浊，腹水征（++），尿蛋白（++++）。

50.该患儿最可能的诊断是
A.肾病综合征并发肺炎　　B.肾病综合征并发心衰
C.肾病综合征并发腹膜炎　　D.肾病综合征并发腹水
E.急性肾炎并发心衰

51.该病最主要的病理生理改变为
A.水肿　　B.大量蛋白尿
C.高胆固醇血症　　D.低蛋白血症
E.氮质血症

52.该患儿目前最应关注的护理问题是
A.焦虑　　B.体液过多
C.营养不足　　D.潜在并发症：药物的副作用
E.有皮肤完整性受损的危险

（53~57题共用题干）患儿，男，5岁，全身重度水肿一周，凹陷性，两眼不能睁开，阴囊水肿，腹部叩诊移动性浊音（+），尿蛋白（++++）。

53.该患儿最可能的疾病是
A.泌尿系感染　　B.急性肾小球肾炎
C.肾病综合征　　D.支气管肺炎
E.支气管哮喘

54.治疗本病首选的药物是
A.肾上腺糖皮质激素　　B.利尿剂
C.丙种球蛋白　　D.环磷酰胺
E.青霉素

55.该患儿发生水肿的主要原因是
A.蛋白质合成障碍　　B.低蛋白血症
C.高脂血症　　D.循环血容量不足
E.肾小管重吸收蛋白障碍

56.该患儿的护理措施以下哪项不妥

A.适当卧床休息，不必严格限制活动

B.加强皮肤护理，以防感染

C.尽量少用肌内注射，以免引起注射处感染

D.阴囊水肿可用棉垫或吊带托起

E.高蛋白饮食，蛋白摄入量大于2g/（kg·d）

57.本病最主要的并发症可能是

A.感染　B.动脉粥样硬化

C.肾功能不全　D.心功能不全

E.血栓及栓塞

（58~60题共用题干）患儿，女，2岁，近日出现发热、排尿哭闹、排尿次数增多来诊。查体：患儿精神状态差，体温38℃，尿液浑浊。

58.该患儿最可能患的疾病是

A.急性肾小球肾炎　B.肾病综合征

C.泌尿道感染　D.急性肾衰竭

E. IgA肾病

59.下列哪项辅助检查对病情评估最有帮助

A.尿常规　B.尿培养

C.血培养　D. CT

E.抗链球菌溶血素O（ASO）

60.对患儿家长的健康指导中，错误的是

A.检查患儿有无尿路畸形　B.便后自前向后清洗臀部

C.保持会阴部清洁干燥　D.根治蛲虫感染

E.尽量少饮水，以免增加排尿痛苦

（丁万洁）

第十三章　造血系统疾病患儿的护理

【重点难点】

重点　小儿血液特点、贫血的标准，营养性缺铁性贫血和营养性巨幼细胞贫血的病因、辅助检查、护理诊断、护理措施。

难点　营养性缺铁性贫血和营养性巨幼细胞贫血的发病机制。

【常见考点】

第一节　小儿造血和血液特点

考点一　小儿造血特点

1. 骨髓造血　出生后主要是骨髓造血。

2. 骨髓外造血　婴幼儿期，感染、贫血等需要增加造血时，肝、脾和淋巴结可恢复到胎儿时的造血状态，出现肝、脾、淋巴结增大；同时外周血中可出现有核红细胞或（和）幼稚中性粒细胞，称为"骨髓外造血"，感染及贫血纠正后即恢复正常。

考点二　生理性贫血

因为红细胞生成素减少，骨髓造血功能暂时性降低，加之循环血量迅速增加等因素导致出生后红细胞数和血红蛋白量逐渐降低，至2~3个月时（早产儿较早）红细胞数降至3.0×10^{12}/L、血红蛋白量降至100g/L左右，出现轻度贫血，称为"生理性贫血"。

考点三　白细胞的分类

婴儿期白细胞数维持在10×10^{9}/L左右，8岁以后接近成人水平。

出生时中性粒细胞约占0.65，淋巴细胞约占0.30，生后4~6天时两者比例约相等；之后淋巴细胞约占0.60，中性粒细胞约占0.35，至4~6岁时两者比例又相等；以后白细胞分类与成人相似。

第二节　小儿贫血概述

考点一　小儿贫血的标准及贫血的分度

1.小儿贫血的标准（世界卫生组织标准） 6个月~6岁血红蛋白<110g/L，6~14岁<120g/L为贫血。

2.贫血的分度　见表13-1。

表13-1　贫血的分度

	轻度	中度	重度	极重度
血红蛋白（g/L）	120~90	90~60	60~30	<30
红细胞数（$\times 10^{12}$/L）	4~3	3~2	2~1	<1

考点二　贫血的形态的分类

1.正细胞性贫血　MCV正常，MCH正常，MCHC正常。

2.大细胞性贫血　MCV↑，MCH↑，MCHC正常。

3.单纯小细胞性贫血　MCV↓，MCH↓，MCHC正常。

4.小细胞低色素性贫血　MCV↓，MCH↓，MCHC↓。

第三节　营养性缺铁性贫血

考点一　营养性缺铁性贫血的病因

（1）铁摄入量不足是缺铁性贫血的主要原因。

（2）胎儿可通过胎盘从母体获得铁，特别是妊娠最后三个月最多，早产、双胎或多胎、胎儿失血和孕母严重缺铁等均可使胎儿储铁减少。

考点二　缺铁性贫血的辅助检查

1.血常规　血红蛋白量降低明显，呈小细胞低色素性贫血；外周血涂片可见红细胞大小不等，以小细胞为多，中央淡染区扩大。

2.骨髓象　各期红细胞均较小，胞质少，显示胞质成熟程度落后于胞核。

3.有关铁代谢的检查

（1）血清铁蛋白（SF）降低；反映体内贮存铁情况，是诊断缺铁性贫血早期的敏感指标。

（2）红细胞游离原卟啉（FEP）增高。

（3）血清铁（SI）和转铁蛋白饱和度（TS）降低，总铁结合力（TIBC）升高。

考点三 缺铁性贫血首选的治疗方法

口服铁剂是治疗缺铁性贫血的主要方法，选用二价铁盐制剂。常用的口服铁剂有硫酸亚铁、富马酸亚铁、葡萄糖酸亚铁等。

考点四 应用铁剂的注意事项

1.口服铁剂 ①小剂量开始，两餐间服用；②可与维生素C、果汁、稀盐酸等同服，以利吸收；③忌与妨碍铁吸收的食物如牛奶、茶、咖啡、钙片等同服；④液体铁剂可使牙染黑，应用吸管或滴管服用；⑤服用铁剂后大便可变黑或呈柏油样，停药后恢复。

2.注射铁剂 ①须深部肌内注射，最好分层注药；②注射前更换新针头（即抽药与注药不用同一针头）；③每次注射须更换部位；④首次注射应严密观察1小时，警惕变态现象的发生。

3.应用铁剂后的观察 ①疗效观察：治疗有效者在用药3~4天后网织红细胞升高；治疗约2周后血红蛋白逐渐上升，患儿临床症状减轻，食欲增加。②疗程：铁剂用至血红蛋白达正常水平再用6~8周，以补充铁的贮存量。

第四节 营养性巨幼细胞贫血

考点一 营养性巨幼细胞贫血的病因

含维生素B_{12}丰富的食物来源于动物性食物，如肉类、肝、肾、海产品、禽蛋等。绿叶蔬菜、水果、酵母、谷类及动物内脏等均含有丰富的叶酸，但高温加热易被破坏。肠道细菌也可合成部分叶酸。羊乳中叶酸含量很低。

考点二 营养性巨幼细胞贫血的身体状况

1.一般贫血表现 皮肤蜡黄，口腔黏膜、口唇、指甲等处苍白。毛发稀疏发黄，多呈虚胖。常伴有肝、脾大。

2.神经精神症状 维生素B_{12}缺乏者可出现表情呆滞，嗜睡，对外界反应迟钝，少哭不笑，智力及动作发育落后甚至倒退。重症病例肢体、躯干、头部和全身震颤，甚至抽搐等。神经精神症状是本病患儿的特征性表现。

3.其他 常有食欲缺乏、腹泻、呕吐和舌炎等；易发生感染和出血。

考点三 营养性巨幼细胞贫血的辅助检查

1.血象 红细胞数减少更明显，呈大细胞性贫血。血涂片以大细胞为多，中央淡染区不明显。网织红细胞、白细胞、血小板计数常减少。

2. 骨髓象　粒、红细胞系均出现巨幼变，表现为胞体变大、胞核的发育落后于细胞质。

3. 血清维生素 B_{12}<100ng/L，血清叶酸<3μg/L。

考点四　营养性巨幼细胞贫血护理措施

维生素 B_{12} 肌内注射和叶酸口服。单纯维生素 B_{12} 缺乏者不宜加用叶酸，以免加重神经精神症状。维生素C有助叶酸的吸收，同时服用可提高疗效。

【自测题】

【A1型题】

1. 胚胎期造血最早出现在

A. 肝　　B. 脾
C. 骨髓　　D. 淋巴结
E. 卵黄囊

2. 小儿生后造血的特点正确的是

A. 出生后主要是骨髓造血　　B. 婴儿期所有骨髓均为黄髓
C. 红髓很少参与造血　　D. 幼儿期长骨干开始出现红髓
E. 红髓具有潜在的造血功能

3. 关于"骨髓外造血"的叙述，错误的是

A. 任何年龄小儿均可发生
B. 感染、贫血为其最常见的原因
C. 可表现为肝、脾、淋巴结增大
D. 末梢血中可见到有核红细胞
E. 病因去除后可恢复正常的骨髓造血

4. 生理性贫血的原因不包括

A. 婴儿生长发育迅速　　B. 红细胞生成素不足
C. 骨髓暂时性造血功能不足　　D. 婴儿期循环血量减少
E. 胎儿红细胞寿命短且破坏较多

5. 小儿白细胞分类的变化主要是

A. 中性粒细胞与大单核细胞的比例
B. 中性粒细胞与淋巴细胞的比例
C. 中性粒细胞与嗜酸性粒细胞的比例

D. 大单核细胞与淋巴细胞的比例

E. 嗜酸性粒细胞与淋巴细胞的比例

6. 中度贫血的标准是Hb

A. >120g/L　　B. 90~120g/L

C. 60~90g/L　　D. 30~60g/L

E. <30g/L

7. 新生儿血容量约占体重的

A. 10%　　B. 12%

C. 15%　　D. 6%~8%

E. 8%~10%

8. 关于骨髓外造血的描述不正确的是

A. 多发生于严重感染之后　　B. 多发生于婴幼儿

C. 肝、脾、淋巴结增大　　D. 病因去除后骨髓造血不能恢复

E. 外周血中出现有核红细胞和幼稚中性粒细胞

9. 婴幼儿发生各种感染时，可出现

A. 卵黄囊造血　　B. 肝、脾、淋巴结参与造血

C. 红骨髓造血　　D. 黄骨髓造血

E. 红、黄骨髓均参与造血

10. 生理性贫血时，红细胞和血红蛋白分别可降至

A. 2.7×10^{12}/L，90g/L　　B. 2.8×10^{12}/L，100g/L

C. 3.0×10^{12}/L，100g/L　　D. 3.6×10^{12}/L，115g/L

E. 4.0×10^{12}/L，120g/L

11. 新生儿出生时血红蛋白150~230g/L，其原因是

A. 胎儿处于相对缺氧状态　　B. 胎儿期红细胞寿命长

C. 孕母营养充足　　D. 血液黏稠

E. 造血功能亢进

12. 婴儿出生后2~3个月时红细胞数降至3.0×10^{12}/L，血红蛋白量降至100g/L左右，属于

A. 生理性贫血　　B. 溶血性贫血

C. 营养性缺铁性贫血　　D. 营养性巨幼细胞贫血

E. 再生障碍性贫血

13. 小儿中性粒细胞与淋巴细胞两次交叉的年龄是

A. 4~6天，4~6个月　　B. 4~6周，4~6岁

C. 4~6天，4~6岁　　D. 4~6个月，4~6岁

E. 4~6周，7~8岁

14.小儿贫血的最常见原因是

A.造血功能障碍　　B.造血物质缺乏

C.感染　　D.红细胞破坏过多

E.红细胞丢失过多

15.小儿时期最常见的贫血是

A.营养性缺铁性贫血　　B.营养性巨幼细胞贫血

C.溶血性贫血　　D.再生障碍性贫血

E.感染性贫血

16.营养性缺铁性贫血多见于

A.新生儿　　B. 1~3个月

C. 4~6个月　　D. 6个月至2岁

E. 3~5岁

17.胎儿期铁的储备最多的时期是

A.胎儿期前3个月　　B.胎儿期第4个月

C.胎儿期第5个月　　D.胎儿期第6个月

E.胎儿期后3个月

18.哪类小儿易患缺铁性贫血

A.早产儿　　B.大于胎龄儿

C.正常足月儿　　D.足月小样儿

E.巨大儿

19.营养性缺铁性贫血的血象特点是

A.大细胞性贫血，血红蛋白量减少更明显

B.大细胞性贫血，红细胞数减少更明显

C.小细胞低色素性贫血，血红蛋白量减少更明显

D.小细胞低色素性贫血，红细胞数减少更明显

E.小细胞低色素性贫血，红细胞数和血红蛋白量成比例下降

20.营养性缺铁性贫血的治疗，不妥的是

A.添加含铁辅食　　B.加服维生素C

C.口服硫酸亚铁　　D.治疗胃肠疾病

E.反复少量输血

21.口服铁剂方法最好的是

A. 在餐前，同时服维生素C　　B. 在两餐之间，同时服维生素C
C. 在餐后，同时服维生素C　　D. 在两餐之间，与牛奶同服
E. 在餐后，与牛奶同服

22. 遵医嘱口服铁剂时，错误的是
A. 宜从小剂量开始　　B. 与维生素C同服
C. 加服钙剂以利吸收　　D. 不宜与牛乳、茶水同服
E. 在两顿饭中间服用

23. 口服液体铁剂的正确方法是
A. 饭前服　　B. 服前测心率
C. 吸管吸入　　D. 茶水送服
E. 服后不宜立即饮水

24. 观察铁剂治疗效果最早的化验指标是
A. 红细胞数上升　　B. 血清铁含量上升
C. 血红蛋白量上升　　D. 红细胞体积增大
E. 网织红细胞数上升

25. 关于铁剂的用药指导错误的是
A. 从小剂量开始，逐渐增加至全量
B. 与牛乳同服可以促进铁剂的吸收
C. 使用吸管服用铁剂以防牙被染黑
D. 首次注射右旋糖酐铁后应观察1小时
E. 一般在血红蛋白恢复正常后再继续用药8周

26. 婴儿开始添加含铁丰富辅食的年龄是
A. 1个月内　　B. 2~3个月
C. 4~6个月　　D. 7~9个月
E. 10~12个月

27. 关于营养性缺铁性贫血的叙述错误的是
A. 表现为苍白、乏力、异食癖　　B. 为小细胞低色素性贫血
C. RBC减少比Hb减少明显　　D. 细胞质成熟落后于胞核
E. 治疗要点为去除病因、补充铁剂

28. 铁剂治疗贫血有效的最早表现是网织红细胞
A. 在服药3~4天后开始降低　　B. 在服药3~4天后开始升高
C. 在服药7~10天后开始降低　　D. 在服药7~10天后开始升高
E. 在服药3~4周后开始升高

29. 口服铁剂治疗贫血时，大便颜色可呈

A. 白色　　B. 黄色

C. 绿色　　D. 黑色

E. 红色

30. 预防小儿营养性缺铁性贫血进行饮食指导，不妥的是

A. 帮助家长纠正小儿偏食　　B. 牛奶是预防缺铁的理想食品

C. 维生素C可促进铁的吸收　　D. 早产儿应及早补充铁剂

E. 鲜牛奶加热后才能喂养婴儿

31. 缺乏维生素B_{12}、叶酸引起的贫血是

A. 营养性小细胞性贫血　　B. 营养性巨幼细胞贫血

C. 再生障碍性贫血　　D. 溶血性贫血

E. 地中海贫血

32. 营养性巨幼细胞贫血出现神经精神症状主要是因为缺乏

A. 维生素B_{12}　　B. 叶酸

C. 维生素C　　D. 维生素D

E. 维生素E

33. 营养性巨幼细胞贫血特异性的临床表现是

A. 异食癖　　B. 肝大

C. 脾大　　D. 反甲

E. 震颤

34. 单纯维生素B_{12}缺乏患儿治疗时不宜加用叶酸，其原因是

A. 加重震颤表现　　B. 可以造成水肿

C. 不起治疗作用　　D. 使患儿肝大

E. 不利于维生素B_{12}吸收

35. 口服叶酸治疗巨幼细胞贫血，为提高疗效，可同时服用

A. 维生素B_1　　B. 维生素B_6

C. 维生素C　　D. 维生素D

E. 维生素E

36. 关于营养性巨幼细胞贫血的检查错误的是

A. RBC减少比Hb减少明显　　B. RBC以大细胞为主

C. 粒、红系均巨幼变　　D. 细胞质发育落后于细胞核

E. 红系增生活跃

37. 缺乏叶酸和维生素B_{12}发生贫血的主要机制是

A.影响DNA合成，使生成红细胞速度减慢

B.影响DNA合成，使血红蛋白减少

C.影响RNA合成，使血红蛋白减少

D.影响RNA合成，使生成红细胞速度减慢

E.影响铁剂吸收，使血红蛋白减少

38.营养性巨幼细胞贫血常见的神经系统症状应除外

A.表情呆滞，反应差　　B.异食癖

C.头或肢体震颤　　D.少哭不笑

E.智力发育、动作发育落后或倒退

39.营养性贫血患儿需输血治疗时正确的是

A.贫血愈轻，一次输血量愈大，速度愈快

B.贫血愈轻，一次输血量愈小，速度愈慢

C.贫血愈重，一次输血量愈大，速度愈快

D.贫血愈重，一次输血量愈小，速度愈慢

E.贫血愈重，一次输血量愈大，速度愈慢

【A2型题】

40.小儿2岁，血象示红细胞2.5×10^{12}/L，血红蛋白70g/L，此现象可能是

A.正常血象　　B.轻度贫血

C.中度贫血　　D.重度贫血

E.极重度贫血

41.患儿，男，8个月。因严重感染入院。查体发现肝、脾、淋巴结增大，血液检查发现Hb80g/L，外周血中出现有核红细胞与幼稚中性粒细胞。该患儿可能是出现了

A.红骨髓造血　　B.黄骨髓造血

C.中胚叶造血　　D.骨髓外造血

E.肝脏替代骨髓造血

42.患儿12个月，牛乳喂养，未加辅食，近2个月来面色苍白，食欲低下。查体：体重8kg，睑结膜苍白，肝肋下3cm。欲判断患儿有无贫血及其程度应首先做的检查是

A.血常规　　B.骨髓检查

C.X线胸片　　D.心电图

E.B超

43.患儿，男，8个月。母乳喂养，未加辅食。近2个月面色苍白，食欲低下。经检查诊断为缺铁性贫血，拟用铁剂治疗。下列说法正确的是

A.贫血纠正后即停铁剂　　B.不宜在两餐之间服用
C.忌与维生素C同服　　D.可与牛奶同服
E.首选二价铁

44.患儿7个月，系早产，初生体重2kg，牛奶喂养，未添加辅食，现体重8kg。因“腹泻2周”到医院检查，同时发现患有“营养性缺铁性贫血”。该患儿缺铁的原因不包括
A.饮食中铁的摄入量不足　　C.体内铁储存不足
B.生长发育速度快　　D.机体抵抗力低下
E.铁的吸收障碍

45.患儿11个月，母乳喂养，未加辅食，面色逐渐苍白，肝肋下3cm。血液检查：红细胞3×10^{12}/L，血红蛋白70g/L。实验室检查：红细胞大小不均，以小者为多，中央淡染区扩大。MCV、MCH、MCHC均降低。应考虑是
A.小细胞低色素性贫血　　B.大细胞性贫血
C.单纯小细胞性贫血　　D.正细胞性贫血
E.无贫血

46.患儿，男，2岁。主诉：精神萎靡、食欲下降、不爱活动。查体：皮肤苍白，肝右肋下2cm，质软无压痛。实验室检查：RBC3.0×10^{12}/L，Hb80g/L，血清铁降低，血清总铁结合力增加。最可能的诊断是
A.营养性缺铁性贫血　　B.营养性巨幼细胞贫血
C.溶血性贫血　　D.感染性贫血
E.生理性贫血

47.患儿，男，12个月。面黄来诊。一直母乳喂养，未加辅食，诊断为营养性巨幼细胞贫血。下列处理最重要的是
A.增加辅食　　B.补充维生素B_{12}和叶酸
C.口服铁剂　　D.口服维生素C
E.输血

48.患儿，女，11个月。乳类喂养为主，未添加辅食。近1个月来面色蜡黄，表情呆滞，10个月能站立，目前站立不稳。实验室检查：RBC 2.5×10^{12}/L，Hb80g/L，血涂片中红细胞形态大小不等，以大红细胞为多。首先考虑
A.营养性缺铁性贫血　　B.营养性巨幼细胞贫血
C.营养性混合性贫血　　D.生理性贫血
E.特发性血小板减少性紫癜

49.患儿10个月，母乳喂养，未添加辅食，发病前发育正常。近2个月面色蜡黄，

表情呆滞，嗜睡，右手可见不自主颤动。血象：红细胞2.0×10^{12}/L，血红蛋白75g/L。估计患儿的主要病因是

A.缺钙　　B.缺铁
C.缺维生素D　　D.缺维生素B_{12}
E.缺蛋白

【A3/A4型题】

（50~53题共用题干）患儿8个月，系早产，生后牛奶喂养，未加辅食。近2个月来面色渐苍白。肝肋下2cm，脾肋下0.5cm，Hb80g/L，RBC3.0×10^{12}/L，红细胞体积小，中央淡染区扩大。

50.考虑该患儿最大可能是
A.营养性缺铁性贫血　　B.营养性巨幼细胞贫血
C.营养性混合性贫血　　D.感染性贫血
E.溶血性贫血

51.此病的主要发病机制是
A.缺乏叶酸　　B.缺乏储存铁
C.缺乏维生素B_{12}　　D.红细胞合成障碍
E.骨髓造血功能障碍

52.该患儿的辅助检查不必要的是
A.血清铁　　B.血清铁蛋白
C.血清叶酸、维生素B_{12}　　D.红细胞内游离原卟啉
E.血清总铁结合力

53.预防该疾病的关键是
A.母乳喂养　　B.经常口服铁剂
C.及时添加蔬菜、果汁　　D.及时添加蛋黄、肉类
E.提高机体抵抗力

（54~56题共用题干）患儿，女，18个月。近3个月出现疲乏无力、注意力不集中、面色苍白、轻微异食癖现象。血常规：Hb80g/L，RBC2.5×10^{12}/L。

54.该患儿最可能的诊断是
A.急性白血病　　B.再生障碍性贫血
C.巨幼细胞贫血　　D.缺铁性贫血
E.特发性血小板减少性紫癜

55.该患儿的治疗最好选用
A.硫酸亚铁片+叶酸　　B.维生素B_{12}

C.维生素B_{12}+叶酸　　D.叶酸+维生素C

E.硫酸亚铁+维生素C

56.治疗3~4周后，血红蛋白达正常，治疗反应满意，停药的时间是

A.可以马上停服　　B.继续服用1~2周

C.继续服用3~4周　　D.继续服用5~6周

E.继续服用2个月左右

（57~59题共用题干）患儿9个月，母乳喂养，未添加辅食，4~5个月时会笑、能认识母亲，近2个月面色蜡黄，表情呆滞。查体：嗜睡，舌面光滑，肝肋下4cm，肢体有轻微颤动。血象：Hb90g/L，RBC2.0 × 10^{12}/L

57.你考虑该患儿可能是

A.生理性贫血　　B.营养性巨幼细胞贫血

C.营养性缺铁性贫血　　D.营养性混合性贫血

E.再生障碍性贫血

58.该患儿最适宜的治疗是

A.输血　　B.铁剂和维生素C

C.维生素B_{12}和叶酸　　D.维生素D及钙剂

E.肾上腺糖皮质激素

59.下列哪种食物目前无助于患儿的康复

A.瘦肉、蛋类　　B.海产品

C.新鲜蔬菜、水果　　D.羊奶

E.动物肝、肾

（60~63题共用题干）患儿男，1岁。母乳喂养，未加辅食。约2个月前发现患儿活动少，不哭，不笑，面色蜡黄，表情呆滞，手及下肢颤抖。查体：肝、脾增大，RBC 1.8 × 10^{12}/L，Hb 70g/L。血清铁、叶酸正常，血清维生素B_{12}降低。

60.该患儿可能患有

A.营养性巨幼细胞贫血　　B.营养性缺铁性贫血

C.营养性混合性贫血　　D.溶血性贫血

E.感染性贫血

61.该患儿的贫血程度为

A.轻度贫血　　B.中度贫血

C.重度贫血　　D.极重度贫血

E.溶血性贫血

62.对该患儿的护理正确的是

A. 口服铁剂
B. 添加山楂
C. 避免服用维生素C
D. 用维生素 B_{12} 治疗
E. 用维生素 B_{12} 和叶酸治疗

63. 治疗恢复期还应当为患儿添加
A. 能量
B. 脂肪
C. 铁剂
D. 蛋白质
E. 维生素C

（孔令红）

第十四章　神经系统疾病患儿的护理

【重点难点】

重点　化脓性脑膜炎、病毒性脑炎、小儿惊厥的处理原则、常见护理诊断和护理措施。

难点　化脓性脑膜炎和病毒性脑炎脑脊液检查的特点。

【常见考点】

第一节　神经系统解剖生理特点

考点一　儿童脑细胞分化和神经髓鞘发育的时间

儿童神经系统发育最早，脑细胞的分化在3岁时基本完成，8岁时接近成人水平。神经纤维髓鞘在生后3个月形成，4岁时神经纤维的髓鞘化基本完成。

考点二　儿童进行腰椎穿刺的位置

婴幼儿腰椎穿刺时位置要低，以第4~5腰椎间隙为宜，4岁以后穿刺部位与成人相同。

考点三　神经反射的分类

1. 出生时已存在且以后终生存在的反射　如角膜反射、结膜反射、吞咽反射、瞳孔反射等。

2. 出生时已存在以后逐渐消失的反射　如觅食反射、吸吮反射、颈肢反射、握持反射、拥抱反射等。

3. 出生时不存在以后逐渐出现且终生存在的反射　如腹壁反射、提睾反射及腱反射等。

4. 病理反射　2岁以下巴宾斯基征阳性可为生理现象，若单侧阳性或2岁后出现则为病理现象。

第二节　化脓性脑膜炎

考点一　不同年龄患儿化脓性脑膜炎的主要病原体

新生儿和2个月以下的婴儿，致病菌多为革兰阴性杆菌（大肠埃希菌最常见）和金黄色葡萄球菌；3个月~3岁的婴幼儿，以流感嗜血杆菌多见；年长儿则以脑膜炎球菌、肺炎链球菌较多见。

考点二　化脓性脑膜炎常见的感染途径

血行感染是最常见的感染途径。

考点三　化脓性脑膜炎的临床表现及常见并发症

1. 典型表现　为感染性中毒、急性脑功能障碍、颅内压增高；脑膜刺激征阳性。

2. 并发症　以硬脑膜下积液最常见。

考点四　化脓性脑膜炎脑脊液的特点

脑脊液检查是确诊本病的重要依据。典型表现为压力增高，外观浑浊，白细胞数明显增多，分类以中性粒细胞为主，糖和氯化物含量显著降低，蛋白质含量增多。

考点五　化脓性脑膜炎的抗生素选择和疗程

1. 抗生素的选择　病原菌未明确时主要选择第三代头孢菌素，如头孢曲松钠、头孢噻肟钠等。

2. 抗生素治疗疗程　肺炎链球菌、流感嗜血杆菌脑膜炎应静脉滴注给药10~14天；革兰阴性菌和金黄色葡萄球菌脑膜炎，用药应达3周以上。

考点六　化脓性脑膜炎的护理措施

取侧卧位，并将床头略抬高15°~30°，以减轻头部疼痛。各种治疗和护理操作最好集中进行，尽量保持病室安静。给予高蛋白、高热量、高维生素、清淡、易消化的流质或半流质饮食，必要时可给予鼻饲或静脉高营养液，注意维持水、电解质平衡。

第三节　病毒性脑炎

考点一　病毒性脑炎常见的病原体

肠道病毒（脊髓灰质炎病毒、柯萨奇病毒、埃可病毒）感染最常见。

考点二　病毒性脑炎脑脊液的特点

脑脊液外观清亮，白细胞数总数正常或增高，蛋白质含量正常或轻度增高，糖和氯化物一般正常。涂片和培养无细菌生长。

第四节　小儿惊厥

考点一　惊厥持续状态的定义

若惊厥发作持续30分钟以上或两次发作的间歇期意识不能完全恢复者称为惊厥持续状态，可造成脑水肿、缺氧性脑损害甚至死亡，为惊厥的危重型。

考点二　热性惊厥的特点

（1）热性惊厥是婴幼儿惊厥最常见的类型，发病年龄为6个月~5岁，常发生于上呼吸道感染或其他感染性疾病的初期。

（2）大多发生于患儿急骤高热开始后，伴意识丧失。

（3）发作时间短，持续数秒至数分钟。

（4）一次热程中多数仅有一次发作。

（5）发作停止后意识恢复快，无神经系统异常体征，脑电图检查无异常。

考点三　治疗惊厥发作的常用药物

地西泮为控制惊厥发作的首选药，苯巴比妥钠是新生儿惊厥的首选药物。

考点四　惊厥发作的的急救方法

惊厥发作时应就地抢救，立即将患儿安置平卧位，头偏向一侧，松解衣领，不可强行搬运患儿。及时清除患儿口、鼻腔分泌物及呕吐物，暂禁食，防止发生窒息，将舌轻轻向外牵拉防止舌后坠阻塞呼吸道。将纱布放在患儿手心和腋下，防止皮肤摩擦受伤；可在上、下臼齿之间放置牙垫以防发生舌咬伤；切不可强行牵拉或按压患儿肢体，防止骨折或脱臼。

【目标检测】

【A1型题】

1. 儿童脑细胞分化基本完成的年龄是

A. 1岁　　B. 2岁

C. 3岁　　D. 4岁

E. 6岁

2. 对儿童正常脑脊液的描述，错误的是

A. 新生儿量约50ml　　B. 新生儿脑脊液压力高，容易抽取

C. 外观无色透明　　D. 糖3.1mmol/L

E. 量随年龄增长而逐渐增多

3. 婴幼儿腰穿，下列哪项为宜

A. 第1~2腰椎间隙　　B. 第2~4腰椎间隙

C. 第2~3腰椎间隙　　D. 第4~5腰椎间隙

E. 第3~5腰椎间隙

4. 下列哪项属于终生存在的神经反射

A. 觅食反射　　B. 角膜反射

C. 吸吮反射　　D. 拥抱反射

E. 颈肢反射

5. 新生儿化脓性脑膜炎最常见的病原菌是

A. 脑膜炎双球菌　　B. 肺炎球菌

C. 流感杆菌　　D. 大肠埃希菌

E. 乙型溶血性链球菌

6. 化脓性脑膜炎细菌最常见的感染途径是

A. 血行感染　　B. 消化道

C. 皮肤黏膜　　D. 呼吸道

E. 泌尿道

7. 化脓性脑膜炎最可靠的诊断依据是

A. 突然发热、反复抽搐　　B. 头痛、呕吐、进入昏迷

C. 脑脊液细胞数增多，糖降低　　D. 脑脊液中检出细菌

E. 脑脊液细胞数增多，蛋白质高

8. 化脓性脑膜炎的临床表现中不常出现的是

A. 贫血　　B. 烦躁

C. 呕吐　　D. 高声尖叫

E. 头痛

9. 婴儿脑膜刺激征不明显的原因主要是

A. 反应差　　B. 颈肌尚不发达

C. 大脑皮层较成人薄　　D. 其炎症较轻

E. 颅缝及囟门对颅内压升高起缓冲作用

10. 新生儿化脓性脑膜炎有价值的表现是

A. 面色青灰，呼吸不规则　　B. 拒乳、呕吐

C. 凝视、尖叫　　D. 前囟饱满

E. 以上都不是

11. 小儿化脓性脑膜炎最常见的并发症是
A. 硬脑膜下积液　　B. 脑积水
C. 脑室管膜炎　　D. 脑性低钠血症
E. 抗利尿激素异常分泌综合征

12. 脑膜炎双球菌脑膜炎的治疗应首选
A. 青霉素　　B. 氯霉素
C. 氨苄青霉素　　D. 庆大霉素
E. 卡那霉素

13. 小儿化脓性脑膜炎的脑脊液变化为
A. 细胞数增高，蛋白正常，糖降低
B. 细胞数增高，蛋白增高，糖降低
C. 细胞数正常，蛋白正常，糖降低
D. 细胞数增高，蛋白升高，糖升高
E. 细胞数增高，蛋白正常，糖正常

14. 对于病因不明的化脓性脑膜炎，首选的药物是
A. 青霉素+氨苄青霉素　　B. 头孢曲松钠
C. 氯霉素　　D. 大剂量青霉素
E. 大剂量氨苄青霉素

15. 2岁小儿最常见的化脓性脑膜炎是
A. 病毒性脑膜炎　　B. 流行性脑膜炎
C. 大肠埃希菌脑膜炎　　D. 流感嗜血杆菌脑膜炎
E. 脑膜炎双球菌脑膜炎

16. 病毒性脑炎主要的病原体是
A. 腮腺炎病毒　　B. 疱疹病毒
C. 虫媒病毒　　D. 乙脑病毒
E. 肠道病毒

17. 下列哪项不是病毒性脑膜炎的临床表现
A. 颜面水肿　　B. 前囟饱满
C. 偏瘫　　D. 幻觉、失语
E. 惊厥

18. 热性惊厥多发生的年龄组为
A. 1个月以内　　B. 1~3个月
C. 2~3个月　　D. 3~4个月
E. 6个月至3岁

19. 婴幼儿惊厥最常见的原因是

A. 热性惊厥

B. 癫痫

C. 中毒性脑病

D. 脑炎和脑膜炎

E. 低血糖和水、电解质紊乱

20. 小儿惊厥时应重点观察

A. 体位变化

B. 呼吸、瞳孔变化

C. 发绀程度

D. 呕吐情况

E. 肌肉张力改变

【A2型题】

21. 患儿，女，8岁，患化脓性脑膜炎。护士巡视时发现患儿出现喷射性呕吐、烦躁不安、惊厥，有颅内压增高的可能，此时应给予的护理措施是

A. 加快输液速度，防止休克

B. 腰椎穿刺，抽出脑脊液

C. 保持安静，俯卧位

D. 绝对卧床休息，保持呼吸道通畅

E. 各项护理操作分开进行

22. 患儿，男，10个月。1周前曾患上呼吸道感染。因“抽搐2次伴意识丧失”入院。体温39.6℃，嗜睡状，呕吐1次，四肢抽动。脑脊液检查：压力升高、外观清亮，白细胞数200×10^6/L，以淋巴细胞为主，糖和氯化物正常。该患儿可能的诊断是

A. 病毒性脑膜炎

B. 化脓性脑膜炎

C. 结核性脑膜炎

D. 颅内高压

E. 脑疝

23. 患儿，男，8个月，因发热3日、呕吐3次来院就诊。前囟紧张，脑脊液浑浊，白细胞1000×10^6/L，蛋白增高，糖降低。入院后频繁抽搐，病情观察的重点是

A. 体温、脉搏

B. 心率、血压

C. 呼吸、瞳孔

D. 肌张力

E. 前囟张力

24. 患儿，男，9个月，因发热、惊厥2日入院，入院后确诊为“化脓性脑膜炎”。不妥的处理措施是

A. 及早选用有效的抗生素进行治疗

B. 保证热量及液体量

C. 及时处理高热及惊厥

D. 必要时抽放脑脊液以降颅压

E. 急性期可应用糖皮质激素

25. 化脓性脑膜炎患儿，观察病情变化时，发现瞳孔忽大忽小，或两侧不等大，对光反射迟钝。提示

A. 复发　　B. 脑疝的可能

C. 抗生素剂量不够　　D. 为正常反应

E. 病情好转

26. 患儿，男，10个月，因发热、咳嗽、惊厥来院就诊。查体：体温39.8℃，咽充血，前囟平，神经系统检查无异常。请问该患儿惊厥的原因可能是

A. 癫痫发作　　B. 热性惊厥

C. 低钙惊厥　　D. 中毒性脑病

E. 化脓性脑膜炎

27. 患儿，7岁，突然发生惊厥，全身肌肉强直性痉挛，眼球上翻，口吐白沫，牙关紧闭，呼吸不规则，发绀，大小便失禁，惊厥发作持续30分钟以上。最可能的诊断是

A. 热性惊厥　　B. 癫痫小发作

C. 惊厥持续状态　　D. 中毒性脑病

E. 婴儿手足搐搦症

【A3/A4型题】

（28~29题共用题干）患儿，女，3岁。发热、咳嗽5天，伴呕吐、抽搐1天入院。体检：体温40℃，嗜睡，胸、腹部及四肢皮肤有淤斑，前囟隆起，双肺呼吸音粗糙，可闻及少许干性啰音。脑脊液检查：外观浑浊，白细胞1300×10^6/L，以中性粒细胞为主。

28. 患儿可能发生的疾病是

A. 中毒性脑病　　B. 癫痫

C. 化脓性脑膜炎　　D. 热性惊厥

E. 败血症

29. 下列护理措施中不妥的是

A. 保持安静，平卧位　　B. 头戴冰帽

C. 按医嘱给予抗生素　　D. 密切观察病情变化

E. 与家长进行有效沟通

（30~32题共用题干）患儿，男，生后2个月，因拒乳、呕吐、惊厥入院。体温39℃，双目凝视，前囟膨隆，拟诊为化脓性脑膜炎。

30. 入院时处理不恰当的是

A. 给镇静剂　　B. 温水擦浴

C. 避免刺激　　D. 给脱水剂

E.取头低位

31.如给该患儿输入20%甘露醇，以下操作不恰当的是

A.用药前检查药液是否有结晶

B.不能与其他药液混合静滴

C.若有结晶可加碱性液使其消失后再用

D.应在30分钟内快速静脉滴入

E.静脉滴注时不能渗漏到血管外

32.患儿确诊最有力的依据是

A.呕吐、惊厥发作　　B.外周血中白细胞增高

C.抗生素治疗有效　　D.脑脊液中找到致病菌

E.脑脊液中细胞数增高

（33~36题共用题干）患儿，男，2岁。因发热2日伴频繁抽搐、呕吐入院。体格检查：T39℃，前囟饱满，咽部充血、红肿，扁桃体Ⅰ度肿大。白细胞13×10^6/L，中性粒细胞0.65。

33.应考虑的临床诊断是

A.热性惊厥　　B.高血压脑病

C.化脓性脑膜炎　　D.病毒性脑炎

E.结核性脑膜炎

34.为明确诊断，最有价值的实验室检查是

A.血常规　　B.血培养

C.脑脊液检查　　D.头颅CT

E.肺部X线摄片

35.下列对其采取的护理措施不正确的是

A.高热给予降温处理　　B.严密观察患儿病情

C.给予利尿剂　　D.快速、大量补液

E.将患儿头肩抬高15°~30°，以减轻头部疼痛

36.预防本病的发生，健康教育中哪项最重要

A.预防上呼吸道感染　　B.积极锻炼身体

C.注意个人卫生　　D.多吃水果、蔬菜

E.按时接种疫苗

（37~39题共用题干）患儿，女，10岁，发热3天，头痛、呕吐1天，反复惊厥伴意识障碍半天。既往有热性惊厥史。查体：意识模糊，颈无抵抗，心、肺、腹未见异常。考虑为病毒性脑膜炎。

37. 为确认该患儿是否为病毒性脑膜炎，正确的做法是

A. 立即取血做细菌培养　　B. 立即做头颅CT扫描

C. 立即取呕吐物送检　　D. 立即取尿、大便送检

E. 抽搐停止后做腰穿取脑脊液送检

38. 如进行腰穿，该患儿的穿刺部位应为

A. 第1~2腰椎　　B. 第2~3腰椎

C. 第3~4腰椎　　D. 第4~5腰椎

E. 第5腰椎以下

39. 确诊病毒性脑炎，最重要的依据是

A. 脑脊液常规和生化典型改变

B. 发热、头痛、呕吐、惊厥、意识障碍等症状

C. 脑电图呈弥漫性或局限性慢波

D. 血常规检查白细胞明显增高

E. 恢复期抗体滴度较急性期高出4倍以上

（40~41题共用题干）患儿，4岁，咳嗽、流涕2天，发热1天，外出时突发抽搐，呈全身性，持续约半分钟。急诊入院。查体：体温40.5℃，脉搏130次/分，呼吸35次/分，神志清楚，咽明显充血，颌下淋巴结肿大，其他无异常。

40. 该患儿抽搐发作时首选的药物是

A. 水合氯醛　　B. 地西泮

C. 苯巴比妥　　D. 苯妥英纳

E. 甘露醇

41. 抽搐发作时，急诊护士应紧急采取的措施不包括

A. 发作时立即送往医院　　B. 去枕平卧，头偏向一侧

C. 松解患儿衣领　　D. 将纱布放在患儿的手中或腋下

E. 在上、下臼齿之间放置牙垫或纱布包裹的压舌板

（华　莉）

第十五章　内分泌疾病患儿的护理

【重点难点】

重点　先天性甲状腺功能减退症、生长激素缺乏症的病因、身体状况、治疗和护理要点。

难点　先天性甲低的辅助检查。

【常见考点】

第一节　先天性甲状腺功能减退症

考点一　先天性甲低的病因

1.散发性先天性甲低　甲状腺不发育或发育不全是最主要原因。

2.地方性先天性甲低　由于该地区的饮食、水或土壤中缺碘，导致胚胎期因碘缺乏而致甲状腺功能低下。

考点二　先天性甲低患者的身体状况

1.新生儿期　多为过期产儿；生理性黄疸时间延长；胎粪排泄迟缓、腹胀、便秘；反应迟钝、体温低、哭声低。

2.典型症状

（1）特殊面容。头大颈短，眼裂小、眼距宽，鼻梁宽平，舌大而厚、常伸出口外，皮肤苍黄、干燥，毛发稀疏。

（2）骨龄落后，身材矮小，躯干长而四肢短。

（3）神经系统发育落后。反应迟钝、淡漠，智力低下，运动落后。

（4）生理功能低下。少动，体温低，血压低，腹胀，便秘。

3.地方性甲低　神经型和黏液性水肿型

考点三　先天性甲低的辅助检查

（1）新生儿干血滴纸片检测TSH浓度作为初筛，结果>20mU/L时，再进一步检测血清T_4、TSH浓度以确诊。

（2）血清T_4降低、TSH明显增高即可确诊。

考点四　先天性甲低治疗

终生替代治疗，常用L-甲状腺素钠（优甲乐）。

第二节　生长激素缺乏症

考点一　生长激素缺乏症的病因

有原发性、继发性和暂时性3种，原发性占大多数，其中特发性下丘脑-垂体功能障碍是生长激素缺乏的主要原因

考点二　生长激素缺乏症患儿身体状况

1.原发性生长激素缺乏症　患儿外观明显小于实际年龄，面容幼稚、手足较小，身形匀称；骨龄发育落后；大多数患儿青春发育期推迟。

2.继发性生长激素缺乏症　任何年龄皆可发病，并伴有原发疾病的相应症状。

考点三　生长激素缺乏症的治疗要点

主要采用激素替代治疗，用药期间定期监测骨龄、甲状腺功能等情况。

【自测题】

【A1型题】

1.与婴幼儿智力发育密切相关的内分泌腺是

A.下丘脑　　B.腺垂体

C.神经垂体　　D.甲状腺

E.胰腺

2.小儿最常见的内分泌疾病是

A.先天性甲状腺功能减退症　　B.生长激素缺乏症

C.垂体性侏儒症　　D.儿童糖尿病

E.尿崩症

3.治疗先天性甲状腺功能减退症患儿，应使用

A.抗生素　　B.糖皮质激素

C.同化激素　　D.甲状腺素

E.以上都不是

4.新生儿先天性甲状腺功能减退症最早出现的表现是

A.腹胀　　B.嗜睡

C.喂养困难　　D.生长发育迟缓

E.生理性黄疸时间延长

5.下列新生儿筛查的TSH结果，还需进一步检查的是

A. 3mU/L　　B. 5mU/L

C. 10mU/L　　D. 15mU/L

E. 25mU/L

6.先天性甲状腺功能减退症患儿的治疗原则是

A.甲状腺片治疗维持到症状好转

B.甲状腺片治疗维持到学龄期结束

C.甲状腺片治疗维持到青春期开始

D.甲状腺片治疗到青春期结束

E.甲状腺片维持终生治疗

7.先天性甲状腺功能减退症的外貌特征除外

A.眼距宽　　B.鼻梁平

C.舌大唇厚　　D.躯干长，四肢短

E.小指向内弯曲，只有一条指褶纹

8.先天性甲状腺功能减退症在新生儿筛查时测定的是

A.血清碘　　B. T_3、T_4

C.TSH　　D.游离T_3、游离T_4

E.游离T_3、游离T_4、TSH

9.新生儿甲状腺功能减退症的典型症状除外

A.精神及动作反应迟钝　　B.食量少，常腹泻

C.很少哭吵，声音嘶哑　　D.生理性黄疸时间延长

E.不爱活动，多睡

10.新生儿甲状腺功能减退症常见于

A.早产儿　　B.足月儿

C.小于胎龄儿　　D.过期产儿

E.低出生体重儿

11.先天性甲状腺功能减退症的最主要病因是

A.甲状腺不发育或发育不全　　B.甲状腺素合成途径缺陷

C.激素缺乏　　D.孕母服用抗甲状腺药物

E.碘缺乏

12.新生儿甲状腺功能减退症筛查的最佳时间是

A.出生后1周左右　B.出生后立即查血
C.出生后2~3天　D.出生后1个月左右
E.出生后3个月左右

13.先天性甲状腺功能减退症用甲状腺素适量治疗后，向家长交代最重要的点是
A.注意膳食营养　B.注意监测身高
C.症状改善后不能自行停药　D.经常补充维生素
E.加强智力训练

14.导致生长激素缺乏最常见的原因是
A.原发性　B.继发性
C.暂时性　D.先天性
E.获得性

15.生长激素缺乏症的临床表现为
A.生长迟缓，骨成熟延迟，青春期发育延迟，智力正常
B.生长迟缓，骨成熟延迟，青春期发育延迟，智力不正常
C.生长正常，骨成熟延迟，青春期发育延迟，智力正常
D.生长正常，骨成熟延迟，青春期发育延迟，智力不正常
E.生长正常，骨成熟正常，青春期发育延迟，智力正常

16.造成身材矮小的最常见原因是
A.肾小管性酸中毒　B.生长激素缺乏
C.侏儒综合征　D.原基性侏儒症
E.先天性甲状腺功能减退症

17.生长激素缺乏症患儿的表现正确的是
A.智力低下　B.消瘦
C.出生时即表现为身材矮小　D.骨龄落后
E.性发育正常

【A2型题】

18.患儿，女，日龄25天。胎龄43周，出生体重4500g。反应迟钝，哭声低，大便2~3天1次。查体：肛温35.4℃，前囟3cm×3cm，喜伸舌，皮肤、巩膜黄染，腹胀。该患儿最可能的诊断是
A.新生儿肝炎综合征　B.佝偻病
C.先天性巨结肠　D.21-三体综合征
E.先天性甲状腺功能减退症

19.患儿，男，2个月。诊断为先天性甲状腺功能减退症，使用甲状腺片治疗2周后

出现发热、多汗、脉速、体重减轻、易激惹。该患儿可能是出现了

A.甲状腺功能减低　　B.甲状腺功能亢进

C.甲状腺结节　　D.甲状腺肿瘤

E.甲状腺炎

20.患儿，女，2岁。表情呆滞，眼距宽，眼裂小，鼻梁宽平，舌大唇厚，皮肤干燥，毛发稀少，眼睑水肿，不爱活动。T35.9℃，HR50次/分。实验室T_3、T_4低，TSH高。该患儿最可能的诊断是

A.先天性甲状腺功能减退症　　B.生长激素缺乏症

C.21－三体综合征　　D.苯丙酮尿症

E.糖原累积病

21.患儿，男，18个月。因体格发育迟缓来院就诊，诊断为生长激素缺乏症。目前治疗使用生长激素替代疗法。患儿父母询问何时可以停止用药，正确的回答是

A.治疗应持续到青春期结束　　B.治疗应持续到体重正常

C.治疗应持续到身高正常　　D.治疗应持续到骨骺愈合

E.治疗应持续终生

22.患儿，男，12岁。出生体重3kg，因臀位剖宫产，出生无青紫窒息史，身材比例匀称，身高115cm，骨龄相当于6岁，生长速度每年2~3cm，智力、运动发育正常。此患儿可能患有下列哪种疾病

A.体质性青春期发育延迟　　B.宫内发育迟缓

C.生长激素缺乏　　D.甲状腺功能低下

E.家族性矮身材

（孔令红）

第十六章　免疫性疾病患儿的护理

【重点难点】

重点　风湿热、过敏性紫癜、川崎病患儿的身体状况、护理诊断和护理措施。

难点　小儿免疫系统发育特点，风湿热、川崎病、过敏性紫癜患儿的健康史。

【常见考点】

第一节　风湿热

考点一　风湿热的致病菌

风湿热是A组乙型溶血性链球菌咽峡炎后的晚期并发症。

考点二　风湿热的身体状况

1.一般表现　发热、精神不振、面色苍白、食欲差、腹痛、多汗等。

2.心脏炎　是本病最严重的表现，包括心肌炎、心内膜炎、心包炎。

3.关节炎　以游走性和多发性为特点，常累及大关节。治疗后不留强直或畸形。

4.舞蹈病。

5.皮肤症状　皮下小结、环形红斑。

考点三　风湿热活动指标

白细胞和中性粒细胞增高，血沉（ESR）增快、C-反应蛋白（CRP）阳性。

考点四　风湿热的治疗原则

1.清除链球菌感染　首选青霉素。

2.抗风湿热治疗　心脏炎时早期使用糖皮质激素，总疗程8~12周；无心脏炎者可使用阿司匹林，总疗程4~8周。

考点五　风湿热的护理措施

1.限制活动　急性期无心脏炎者卧床休息2周，有心脏炎无心力衰竭者卧床休息4周，心脏炎伴心力衰竭者卧床休息至少8周。

2. 调整饮食　给予易消化、营养丰富的饮食，少量多餐；有心力衰竭者适当限制盐和水的摄入，保持大便通畅。

考点六 风湿热的健康教育

（1）风湿热或风湿性心脏病患儿，当拔牙或行其他手术时，术前、术后应用抗生素以预防感染性心内膜炎。

（2）坚持预防治疗，首选长效青霉素，120万单位，肌内注射，每月1次，至少持续5年，最好持续到25岁，有严重风湿性心脏病者，宜终生药物预防。

第二节　过敏性紫癜

考点 过敏性紫癜的临床表现

皮肤紫癜常为首发症状；消化道主要表现为脐周或下腹部反复的突发腹痛；患儿可出现关节肿痛，多累及大关节；可出现血尿、蛋白尿及管型，伴血压增高和水肿，少数呈肾病综合征表现。

第三节　川崎病

考点一 川崎病的临床表现

1. 主要表现

（1）发热　为最早出现的症状。

（2）皮肤黏膜表现　①皮疹：呈向心性、多形性，躯干多见，无水疱或结痂。②黏膜表现：双眼球结膜充血。口唇红肿、干燥、皲裂、出血或结痂，舌乳头突起呈杨梅舌。③肢端变化：为本病典型特点，发热早期，手足皮肤广泛硬性水肿和掌跖红斑；恢复期出现指、趾端膜状脱皮，重者指（趾）甲亦可脱落。

（3）颈部淋巴结肿大。

2. 心脏表现　少见，是川崎病最严重的表现。心肌梗死和冠状动脉瘤破裂可导致心源性休克甚至猝死。

考点二 川崎病的治疗

阿司匹林为首选药物。

【自测题】

【A1型题】

1. 初乳中含量最高的免疫球蛋白是

A. IgA　　B. IgM
C. SIgA　　D. IgG
E. IgE

2. 引起风湿热的常见细菌为

A. 金黄色葡萄球菌　　B. 流感嗜血杆菌
C. A组乙型溶血性链球菌　　D. 白色念珠菌
E. 肺炎链球菌

3. 儿童风湿热时，心内膜炎首发部位是

A. 二尖瓣　　B. 三尖瓣
C. 肺动脉瓣　　D. 主动脉瓣
E. 各瓣膜受累无先后之分

4. 下列哪项不是风湿性关节炎的特点

A. 主要累及大关节　　B. 呈游走性、多发性
C. 红、肿、热、痛和功能障碍　　D. 经治疗后可痊愈
E. 常遗留畸形

5. 儿童风湿热最严重的危害是

A. 高热　　B. 关节炎
C. 环形红斑　　D. 心脏炎
E. 舞蹈病

6. 提示风湿活动的指标是

A. 补体C_3下降　　B. ESR增快、CRP阳性
C. ESR增快、CRP阴性　　D. ESR增快、ASO下降
E. 类风湿因子阳性

7. 风湿热心脏炎伴心力衰竭患儿卧床休息的时间应为

A. 卧床休息2周，随后2周内逐渐恢复正常活动
B. 卧床休息8周，随后4周内逐渐恢复正常活动
C. 卧床休息4周，随后4周内逐渐恢复正常活动
D. 卧床休息8周，随后2~3个月内逐渐恢复正常活动
E. 卧床休息6个月后，逐渐恢复正常活动

8. 风湿热心脏炎，最恰当的治疗方案是

A. 阿司匹林，疗程4~8周　　B. 泼尼松，疗程4~8周

C. 阿司匹林，疗程8~12周　　D. 泼尼松，疗程8~12周

E. 泼尼松+阿司匹林，疗程8~12周

9. 风湿热抗风湿治疗，选用糖皮质激素的指征为

A. 舞蹈病　　B. 游走性关节炎

C. 心脏炎　　D. 环形红斑

E. 皮下小结

10. 抗风湿治疗时，无心脏炎的风湿热患儿宜选用

A. 阿司匹林　　B. 泼尼松

C. 扑热息痛（对乙酰氨基酚）　　D. 丙种球蛋白

E. 苯巴比妥

11. 过敏性紫癜的首发症状为

A. 皮肤紫癜　　B. 消化道症状

C. 关节症状　　D. 肾脏症状

E. 颅内出血

12. 有严重风湿性心脏病者，用抗生素预防复发的期限为

A. 3年　　B. 5年

C. 10年　　D. 终生

E. 持续至25岁

13. 下列哪项不是过敏性紫癜的临床表现

A. 皮肤紫癜　　B. 关节肿痛

C. 阵发性腹痛　　D. 血小板减少

E. 血尿、蛋白尿

14. 过敏性紫癜的治疗和护理，不正确的一项是

A. 定时做尿常规检查　　B. 可用阿司匹林

C. 可用肾上腺皮质激素　　D. 多吃鱼、虾、蟹等高蛋白食物

E. 衣着应宽松、柔软，保持皮肤清洁

15. 过敏性紫癜患儿双下肢及臀部出现大量紫癜，此时护士除应采取措施保护患儿皮肤外，还应当注意预防

A. 心脏损害　　B. 体温过高

C. 口唇干裂　　D. 消化道出血

E. 淋巴结肿大

16. 有轻度消化道出血的腹型紫癜患儿应当给予
A. 禁食
B. 流食
C. 半流食
D. 低盐饮食
E. 无渣饮食

17. 川崎病最早出现的症状是
A. 皮疹
B. 发热
C. 淋巴结肿大
D. 心肌炎
E. 手足硬肿

18. 川崎病的临床表现中，应除外
A. 发热，高达39~40℃，持续1~2周
B. 全身出皮疹，并可见水疱及结痂
C. 手足皮肤广泛硬性水肿，关节肿胀、疼痛和僵直
D. 指（趾）端膜状脱皮
E. 双眼球结膜充血

19. 川崎病危害最严重的是
A. 球结膜充血
B. 冠状动脉瘤破裂
C. 手足硬肿
D. 口腔黏膜弥漫性充血
E. 淋巴结肿大

20. 确诊川崎病并发冠状动脉瘤形成的检查项目是
A. 心电图
B. C反应蛋白
C. 心肌酶增高
D. 冠状动脉造影
E. 脑脊液

21. 川崎病急性期最佳的治疗方案是
A. 阿司匹林
B. 静脉注射丙种球蛋白
C. 糖皮质激素
D. 阿司匹林+静脉注射丙种球蛋白
E. 阿司匹林+糖皮质激素

22. 治疗川崎病患儿，为减少冠状动脉病变发生所用的药物是
A. 潘生丁（双密达莫）
B. 阿司匹林
C. 大剂量维生素C
D. 丙种球蛋白
E. 肾上腺皮质激素

23. 对残留有冠状动脉病变的患儿要密切随访，做超声心动图检查的时间为每
A. 1个月一次
B. 1~3个月一次
C. 3~6个月一次
D. 6~9个月一次

E.半年一次

24.川崎病治疗的首选药物是

A.阿司匹林　　B.丙种球蛋白

C.糖皮质激素　　D.抗生素

E.维生素

【A2型题】

25.患儿，女，5岁、不规则发热1个月，伴游走性关节疼痛、局部红肿，四肢屈侧皮肤有环形红斑，以下检查对疾病诊断无意义的是

A. ASO　　B.血沉

C.肝功能　　D. C反应蛋白

E.血常规

26.患儿，男，6岁，因发热2周，双膝关节疼痛1周入院，体温38℃，心率101次/分，咽部稍充血，心肺（-），双膝关节红肿，活动受限，血沉98mm/h，CRP（+），为证实风湿热的诊断，还需做的检查是

A. ASO　　B.尿常规

C.黏蛋白　　D.血清抗核抗体

E.血常规

27.患儿，女，8岁，不规则低热2周。近3天来挤眉弄眼，不自主运动，病后不规则使用多种抗生素。辅助检查：Hb 105g/L，WBC 13×10^9/L，其中中性粒细胞0.72，淋巴细胞0.28，血沉65mm/h，ASO 460U/ml。最可能的诊断是

A.癫痫　　B.舞蹈病

C.中毒性脑病　　D.病毒性脑炎

E.结核性脑膜炎

28.7岁女童，因风湿热入院，目前使用青霉素和阿司匹林治疗。近日该患儿出现食欲缺乏、恶心等胃肠道不适，护士可以给予的正确指导是

A.饭后服用阿司匹林　　B.停止使用阿司匹林

C.这是青霉素的副作用　　D.两餐间服用阿司匹林

E.阿司匹林与维生素C同服

29.患儿，男，12岁，诊断为风湿热，除应用青霉素抗感染外，还应给予

A.阿司匹林　　B.地高辛

C.糖皮质激素　　D.地西泮

E.呋塞米

30.患儿，男，7岁，风湿热痊愈出院。预防风湿热复发的首选药物是

A.泼尼松　　B.阿司匹林
C.红霉素　　D.甲氨蝶呤
E.长效青霉素

31.患儿，男，8岁，两下肢及臀部有出血性皮疹，高出皮肤表面，伴有腹痛、便血。最可能的诊断是
A.过敏性紫癜　　B.血小板减少性紫癜
C.消化道溃疡　　D.流行性脑脊髓膜炎
E.川崎病

32.患儿，女，10个月，确诊川崎病，出院2个月后猝死于家中，死前无明显诱因。其死因可能为
A.脑出血　　B.脑栓塞
C.心肌炎　　D.冠状动脉瘤破裂
E.心包炎

【A3/A4型题】

（33~36题共用题干）患儿，女，5岁，因发热不退，伴有肘、膝关节游走性疼痛15天入院，查体：ASO>500U，ESR增快、CRP阳性。

33.根据上述表现，初步诊断为
A.风湿热　　B.川崎病
C.过敏性紫癜　　D.猩红热
E.败血症

34.治疗中给予青霉素静脉滴注，目的是
A.防止心脏病变　　B.控制关节症状
C.终止风湿活动　　D.清除链球菌感染
E.防止感染加重

35.如果青霉素过敏，则改为
A.氯霉素　　B.红霉素
C.阿奇霉素　　D.庆大霉素
E.链霉素

36.该患儿若无心脏炎应卧床休息
A.2周　　B.4周
C.6周　　D.至少8周
E.至少12周

（37~38题共用题干）患儿，女，9岁，两年来常感胸闷、乏力、活动后心悸，伴

有四肢关节疼痛，近两天胸闷、气促加剧。查体：面色苍白，咽红，扁桃体Ⅱ度肿大，心率120次/分，心音低钝，心尖区可闻及Ⅲ~Ⅳ级收缩期杂音，双下肢轻度水肿。WBC 11×10^9/L，中性0.86，淋巴0.11；Hb 95g/L。

37. 该患儿可能的诊断是

A. 风湿热心脏炎　　B. 风湿性舞蹈病

C. 先天性心脏病　　D. 风湿性关节炎

E. 病毒性心肌炎

38. 该患儿当拔牙或行其他手术时，为预防感染性心内膜炎，术前、术后应使用

A. 糖皮质激素　　B. 免疫抑制剂

C. 抗生素　　D. 丙种球蛋白

E. 解痉剂

（39~40题共用题干）2岁女童，因持续发热1周伴皮疹来院就诊。入院后检查发现四肢末端实性肿胀、双眼结膜充血、口唇干燥潮红、咽部黏膜弥漫性发红及颈部淋巴结肿大，初步诊断为川崎病。

39. 对于该患儿双眼症状，适宜的护理措施是

A. 佩戴防护目镜　　B. 减少用眼时间

C. 每日做眼保健操　　D. 使用抗生素眼药水

E. 每日用生理盐水擦洗双眼

40. 护士除监测皮肤黏膜受损情况外还应当密切监测

A. 心血管系统症状　　B. 呼吸系统症状

C. 消化系统症状　　D. 泌尿系统症状

E. 骨骼关节症状

（41~44题共用题干）男孩，2岁，因发热4天伴皮疹1天入院。查体：体温39.8℃，躯干、四肢见猩红热样皮疹，双眼球结膜充血，唇红干裂，口腔黏膜弥漫性充血，呈“杨梅舌”，手足硬肿，颈部淋巴结肿大，心尖部可闻及收缩期杂音，并伴有心音低钝、心律不齐。

41. 根据症状和体征，初步诊断为

A. 败血症　　B. 幼年类风湿关节炎

C. 猩红热　　D. 风湿热

E. 川崎病

42. 该患儿的治疗中，首选药物是

A. 丙种球蛋白　　B. 阿昔洛韦

C. 阿莫西林　　D. 阿奇霉素

E.阿司匹林

43.为减少冠状动脉病变的发生，可使用

A.丙种球蛋白　　B.阿昔洛韦

C.阿莫西林　　D.糖皮质激素

E.阿司匹林

44.在治疗中，静脉注射丙种球蛋白治疗无效的患儿可考虑使用

A.清蛋白　　B.阿昔洛韦

C.阿莫西林　　D.糖皮质激素

E.阿司匹林

（丁万洁）

第十七章　遗传性疾病患儿的护理

【重点难点】

重点　21-三体综合征、苯丙酮尿症患儿的护理、身体状况、治疗原则。

难点　21-三体综合征、苯丙酮尿症患儿的健康史。

【常见考点】

第一节　21-三体综合征

考点一　21-三体综合征概述

21-三体综合征，又称唐氏综合征或先天愚型，是人类最早发现的常染色体畸变疾病，也是小儿染色体病中最常见的一种。

考点二　21-三体综合征的主要特征

1.特殊面容　表情呆滞，眼裂小，眼距宽，双眼外眦上斜；鼻梁低平，外耳小；唇厚舌大，张口伸舌，流涎多；头小而圆，前囟大且闭合延迟；颈短而宽。

2.智力落后　是本病最突出、最严重的临床表现。

3.生长发育迟缓　四肢短，韧带松弛，关节可过度弯曲；手指粗短，小指向内弯曲；运动发育延迟。

4.皮纹特点　可见通贯手，ATD角增大。

考点三　21-三体综合征的辅助检查

染色体核型分析为确诊依据。标准型最常见，核型为47，XY（或XX）+21，有一条额外的21号染色体。

第二节　苯丙酮尿症

考点一　苯丙酮尿症概述

苯丙酮尿症是一种常染色体隐性遗传病。

考点二 苯丙酮尿症的身体状况

临床主要表现为智力发育落后，皮肤、毛发色素浅淡和鼠尿样臭味。

考点三 苯丙酮尿症新生儿期筛查

采用Guthrie细菌生长抑制试验可以半定量测定新生儿血液苯丙氨酸浓度，当苯丙氨酸含量超过正常两倍时，应进一步检查和确诊。

考点四 苯丙酮尿症的护理措施

添加的食物应以低蛋白、低苯丙氨酸为原则，忌用肉、蛋、豆类等含蛋白质高的食物。饮食控制应尽早在3个月以前开始治疗并应至少持续到青春期以后。

【自测题】

【A1型题】

1. 21-三体综合征属于

A. 染色体疾病　B. 单基因遗传病
C. 多基因遗传病　D. 内分泌疾病
E. 免疫缺陷病

2. 21-三体综合征最主要的病因是

A. 孕母高龄　B. 孕母接受放射线
C. 孕母服用致畸药物　D. 孕母病毒感染
E. 产时损伤

3. 不属于21-三体综合征的临床表现是

A. 特殊面容　B. 智力低下
C. 生长发育迟缓　D. 生理功能低下
E. 皮纹特点和其他畸形

4. 确认21-三体综合征的主要依据是

A. 特殊面容　B. 智力低下
C. 身材矮小　D. 骨龄落后
E. 染色体检查

5. 下列哪项不是21-三体综合征的表现

A. 骨龄落后　B. 眼距宽，眼外眦上斜
C. 舌常伸出口外　D. 智力落后
E. 身材高大，四肢、趾指细长

6. 苯丙酮尿症的临床最主要的症状是

A. 呕吐　　B. 皮肤变白
C. 喂养困难　　D. 智力低下
E. 步态不稳

7. 苯丙酮尿症的饮食治疗应坚持到
A. 12岁以后　　B. 2~3岁
C. 3~4岁　　D. 4~7岁
E. 8~10岁

8. 苯丙酮尿症属于
A. X伴性显性遗传　　B. X伴性隐性遗传
B. 常染色体显性遗传　　D. 常染色体隐性遗传
E. 多基因遗传

9. 苯丙酮尿症是由于肝内缺乏
A. 苯丙氨酸羟化酶　　B. 葡萄糖6磷酸酶
C. 酪氨酸羟化酶　　D. 谷氨酸脱羟酶
E. 羟苯丙酮酸氧化酶

10. 苯丙酮尿症最突出的临床表现是
A. 尿有鼠臭味　　B. 毛发黄褐色
C. 智力发育落后　　D. 皮肤白嫩
E. 抽搐发作

11. 苯丙酮尿症最重要的治疗措施是
A. 低苯丙氨酸饮食　　B. 甲状腺素替代治疗
C. 新生儿筛查　　D. 加强生活护理
E. 加强行为训练

12. 苯丙酮尿症患儿饮食治疗过程中血苯丙氨酸浓度应维持在
A. 0.06~0.12mmol/L（1~2mg/dl）
B. 0.12~0.18mmol/L（2~3mg/dl）
C. 0.18~0.24mmol/L（3~4mg/dl）
D. 0.12~0.60mmol/L（2~10mg/dl）
E. 0.24~0.48mmol/L（4~8mg/dl）

13. 苯丙酮尿症患儿症状开始出现通常在
A. 生后10~12个月　　B. 生后3~6个月
C. 生后7~9个月　　D. 生后1~2个月
E. 生后1~3岁

【A2型题】

14.关于21-三体综合征的发病因素不包括

A.孕妇高龄　　B.孕妇有病毒感染史

C.孕期接受放射线　　D.服用致畸药物

E.产时损伤

15.关于21-三体综合征患儿的护理，哪项是错误的

A.加强教育，促进智力发育　　B.预防感染

C.防止心力衰竭的发生　　D.以药物治疗为主

E.加强生活护理

16.2岁患儿，不会独立行走，智力低下，眼距增宽，鼻梁低平，两眼外上斜，耳郭小，舌外伸，通贯掌。其诊断是

A.呆小症　　B.佝偻病活动期

C.21-三体综合征　　D.肝糖原累积病

E.苯丙酮尿症

【A3/A4型题】

（17~19题共用题干）1岁患儿，近1个月来出现抽搐，共发作3~4次。查体：智力低下，表情呆滞，头发黄褐色，汗液有“鼠尿味”，脑电图异常，尿三氯化铁试验阳性。

17.最可能的诊断是

A.克丁病　　B.苯丙酮尿症

C.21-三体综合征　　D.肝糖原累积病

E.粘多糖病

18.该病最主要的治疗方法是

A.大量维生素　　B.限制苯丙氨酸的摄入

C.对症治疗　　D.补充酪氨酸

E.补充蛋白质

19.该病的治疗原则不包括

A.大剂量抗生素　　B.加强皮肤护理

C.防止智力低下的发生　　D.是可治疗的遗传性疾病

E.及早给予低苯丙氨酸饮食

（20~21题共用题干）3岁患儿，精神、运动发育均明显落后，只会说简单的话，两眼内眦距离宽，鼻梁低平，眼外眦上翘，经常伸舌，临床拟诊21-三体综合征。

20.下列哪项检查具有确诊价值

A.智力低下　　B.特殊面容

C. 通贯手　　D. 染色体核型检查

E. 手皮纹特点

21. 21–三体综合征的发病，与以下哪项因素无关

A. 妊娠期病毒感染　　B. 父母血型

C. 孕母年龄　　D. 妊娠期X线照射

E. 妊娠期应用化学制剂

（丁万洁）

第十八章　传染性疾病患儿的护理

【重点难点】

重点　麻疹、水痘、流行性腮腺炎、手足口病、猩红热、中毒性细菌性痢疾的流行病学特点、身体状况、护理诊断和护理措施。

难点　传染性疾病的发病机制。

【常见考点】

第一节　麻　疹

考点一　麻疹的流行病学特点

麻疹患者是唯一的传染源，主要通过呼吸道传播。传染期自出疹前5天至出疹后5天，合并肺炎可延长至出疹后10天。

考点二　麻疹的身体状况

典型麻疹临床经过分为以下4期。

1.潜伏期　一般为6~18天（平均10天左右）。

2.前驱期　从发热开始至出疹一般3~4天，主要表现类似上呼吸道炎症。①发热：为首发症状；②上呼吸道炎和结膜炎：在发热同时出现咳嗽、流涕、喷嚏、畏光、流泪、结膜充血及眼睑水肿是本病的特点；③麻疹黏膜斑（Koplik斑）：为前驱期的特异体征，有早期诊断价值。

3.出疹期　多在发热后3~4天开始出疹，持续3~5天，皮疹先开始于耳后发际，渐及额、面、颈部，然后从上而下延至躯干、四肢，最后到手掌、足底。

4.恢复期　出疹3~5天后，皮疹出齐，然后按出疹顺序逐渐消退；可留有糠麸样脱屑及淡褐色色素沉着，一般7~10天消退。

5.并发症　并发肺炎是患儿死亡的主要原因。

考点三　麻疹的护理要点

1.维持体温正常　麻疹高热时兼顾透疹，不宜用药物及物理方法强行降温，尤其禁用冷敷及酒精擦浴。

2.控制传染源　对患儿采取呼吸道隔离至出疹后5天，有并发症者延长至出疹后10天。密切接触的易感儿应隔离观察3周。

第二节　水　痘

考点一　水痘的流行病学特点

1.病原体　水痘-带状疱疹病毒即人类疱疹病毒3型。

2.传染源　水痘患儿是唯一的传染源。传染期自出疹前1~2天至疱疹结痂为止，为7~8天。

3.传播途径　主要通过飞沫或直接接触传播。

考点二　水痘的身体状况

1.皮疹特点　①皮疹分批出现，依次为斑疹、丘疹、疱疹、结痂，同一时间内上述各种形态皮疹可同时存在，这是水痘皮疹的重要特征。②皮疹呈向心性分布，躯干多，四肢少，这是水痘皮疹的又一特征。皮疹脱痂后一般不留瘢痕。

2.并发症　水痘的常见并发症为皮肤继发性细菌感染

考点三　水痘的治疗要点

治疗要点为对症治疗和抗病毒治疗，阿昔洛韦为目前首选的抗病毒药物；使用退热药物忌用阿司匹林，以免诱发Reye综合征；出疹期禁用肾上腺皮质激素。

考点四　水痘的护理要点

患儿应隔离至疱疹全部结痂为止。易感儿接触后应隔离观察3周。对接触者在72小时内肌内注射水痘-带状疱疹免疫球蛋白可预防或减轻症状。

第三节　流行性腮腺炎

考点一　流行性腮腺炎的流行病学特点

病原体为腮腺炎病毒。本病主要通过飞沫传播。早期患者和隐形感染者是本病的传染源。腮腺肿大前6天至腮腺肿大消退后3天有高度传染性。

考点二　流行性腮腺炎的身体状况

1.临床表现　腮腺肿大常是本病的首发体征，两侧同时肿大或始终限于一侧，伴疼痛；肿胀以耳垂为中心，向前、后、下发展。

2. 并发症　脑膜脑炎是最常见的并发症。睾丸炎是男孩最常见的并发症。

考点三　流行性腮腺炎的辅助检查

早期血清及尿淀粉酶增高有助于诊断；其增高程度常与腮腺肿胀程度相平行。

考点四　流行性腮腺炎的护理要点

（1）减轻疼痛。保持口腔清洁，常用温盐水漱口，给予富有营养、易消化的半流质或软食，忌酸、辣、干、硬食物。

（2）发生睾丸炎时可用丁字带托起阴囊，局部间歇冷敷以减轻疼痛。

（3）预防感染传播。发现腮腺炎患儿后立即采取呼吸道隔离措施，直至腮腺肿大消退后3天。有接触史的易感儿应观察3周。易感儿可接种腮腺炎减毒活疫苗。

第四节　手足口病

考点一　手足口病的流行病学特点

病原体以柯萨奇病毒A16型和肠道病毒71型最为常见。患者、隐性感染者是主要传染源。主要是通过人群间的密切接触传播，也可通过空气飞沫传播。

考点二　手足口病的身体状况

1. 普通病例　口腔内可见散在的疱疹或溃疡，引起口腔疼痛。手、足和臀部出现斑丘疹和疱疹，偶见于躯干，呈离心性分布。

2. 重症病例　少数病例可出现脑膜炎、脑脊髓炎、肺水肿、循环障碍等。

第五节　猩红热

考点一　猩红热的流行病学特点

猩红热病原体主要是A组乙型溶血性链球菌。

考点二　猩红热的主要传播途径。

病人和带菌者是主要传染源。主要是通过飞沫传播，也可经破损的皮肤传播。从发病前1天至疾病高峰时传染性最强。

考点三　猩红热的身体状况

猩红热3大特征性表现：发热、咽峡炎、皮疹。典型皮疹是在弥漫性充血的皮肤上出现分布均匀的针尖大小的丘疹。在皮肤皱褶处，皮疹密集或因摩擦出血而呈紫红色线状，称为“线状疹”（亦称Pastia线）。可形成“口周苍白圈”“草莓舌”，后期“杨梅舌”。皮疹多于48小时达高峰，继之依出疹顺序开始消退，疹退后开始皮肤脱屑，轻者呈糠屑状，重者呈大片状脱皮。

考点四 猩红热的治疗及护理要点

（1）首选青霉素治疗。

（2）脱皮不完全时，可用消毒剪刀剪除，不可用手撕。

（3）患儿应进行呼吸道隔离至症状消失后一周，最好连续咽拭子培养3次阴性。对接触者隔离观察7天。

第六节 中毒型细菌性痢疾

考点一 中毒型细菌性痢疾的流行病学特点

主要病原体是痢疾杆菌。痢疾患者及带菌者是主要传染源。主要通过消化道传播。

考点二 中毒型细菌性痢疾的身体状况

多见于2~7岁体质较好的患儿。起病急骤，全身中毒症状严重，患儿突然高热。常在肠道症状出现前发生惊厥，短期内（一般在数小时内）即可出现中毒症状，肠道症状往往在数小时或数十小时后出现，症状多不明显甚至无腹痛、腹泻，常被误诊为其他热性疾病。

考点三 中毒型细菌性痢疾的辅助检查

1. 血常规　白细胞总数增高达（10~20）$\times 10^9$/L以上，中性粒细胞增高。

2. 大便常规　黏液脓血便的患儿，镜检可见大量脓细胞、红细胞和巨噬细胞。

3. 大便培养　培养出志贺菌属痢疾杆菌，为确诊最直接的依据。

【自测题】

【A1型题】

1. 麻疹出疹在发热后的

A. 当天　　B. 1~2天

C. 2~3天　　D. 3~4天

E. 7~10天

2. 对于麻疹病人应采取的隔离期是

A. 发热后5天　　B. 热退后1周

C. 疹退后10天　　D. 疹退后5天

E.出疹后5天，有并发症者隔离到出疹后10天

3.早期发现麻疹最有价值的依据是

A.呼吸道卡他症状
B. Koplik斑
C.颈部淋巴结肿大
D.1周前有麻疹接触史
E.躯干有皮疹

4.关于麻疹的流行病学正确的是

A.患者是唯一的传染源
B.以消化道传播为主
C.病后可获暂时性免疫力
D.发病以夏季为主
E.恢复期患儿存在携带病毒现象

5.降低麻疹发病率的关键措施是

A.早发现、早治疗麻疹患儿
B.一旦发现麻疹患儿立即隔离
C.医学检疫21天
D.易感儿按时注射麻疹疫苗
E.注意公共场所卫生

6.针对麻疹患儿的护理措施，应除外

A.高热时用乙醇擦浴迅速降温
B.剪短指甲，防止抓伤皮肤
C.做好口腔、眼部的护理
D.及时做好隔离措施
E.观察有无合并症出现

7.幼儿园发现麻疹，对于全部易感儿5天内应注射

A.母亲的全血
B.母亲的血浆
C.丙种球蛋白
D.成人的全血
E.麻疹减毒活疫苗

8.典型麻疹的出疹顺序为

A.四肢→躯干→面部→颈部
B.上肢→躯干→下肢→头面部
C.面部→躯干→四肢
D.手足→躯干→面部
E.耳后发际→面部→躯干→四肢

9.关于麻疹最常见的并发症，正确的是

A.肺炎
B.麻疹脑炎
C.喉炎
D.心肌炎
E.急性胰腺炎

10.水痘皮疹的出疹顺序是

A.斑疹、丘疹、疱疹、结痂
B.斑疹、疱疹、脓疱疹、结痂
C.疱疹、脓疱疹、结痂
D.疱疹、斑丘疹、结痂
E.丘疹、结痂、疱疹

11. 水痘的主要传播途径是
A. 血液传播
B. 虫媒传播
C. 飞沫传播
D. 消化道传播
E. 密切接触传播

12. 小儿患水痘后重返托幼机构的要求是
A. 体温正常
B. 食欲好转
C. 皮疹消退
D. 全部皮疹干燥结痂
E. 不再出现新的皮疹

13. 6个月小儿接触水痘患者后，注射丙种球蛋白的主要作用是
A. 无预防作用
B. 防止继发感染
C. 防止发病
D. 若发病可减轻症状
E. 防止出现并发症

14. 关于水痘的治疗，错误的是
A. 口服抗病毒药物
B. 皮肤瘙痒者可涂炉甘石洗剂
C. 发热者宜用阿司匹林降温
D. 中低度发热不必用药物降温
E. 禁止使用激素

15. 水痘皮疹的特点是
A. 皮疹初见于耳后发际
B. 皮疹呈向心性分布
C. 疹间无正常皮肤
D. 恢复期大片脱皮
E. 疹退后色素沉着

16. 水痘患儿出现皮疹的时间通常是
A. 与发热同时
B. 发热后1~2天
C. 发热后3天
D. 发热后5天
E. 发热后10天

17. 预防流行性腮腺炎最主要的措施是
A. 隔离病人
B. 切断传播途径
C. 对易感儿进行预防接种
D. 接触者注射高效价免疫球蛋白
E. 以上都不对

18. 关于流行性腮腺炎，错误的是
A. 主要是呼吸道传播
B. 感染后获持久免疫
C. 为腮腺化脓性炎症
D. 以冬春季好发
E. 多见于儿童及青少年

19. 流行性腮炎的基本病理变化是

A.受累腺体的化脓性炎症　　B.受累腺体的非化脓性炎症
C.腮腺的充血、肿胀　　D.腮腺的充血及粒细胞的浸润
E.受累腺体的充血及粒细胞的浸润

20.流行性腮腺炎的传染期为
A.腮腺肿胀前7天至肿胀消失　　B.腺腺肿胀开始至肿胀消失
C.腮腺肿胀前7天至肿胀后9天　　D.腮腺肿胀开始至肿胀消退后7天
E.腮腺肿胀前3天至肿胀消失后7天

21.下列哪项是流行性腮腺炎最常见的并发症
A.病毒性脑膜炎　　B.病毒性睾丸炎
C.病毒性关节炎　　D.病毒性心肌炎
E.非化脓性胰腺炎

22.流行性腮腺炎主要的传染源是
A.腮腺炎患儿和隐性感染者　　B.慢性患儿
C.慢性带毒者　　D.恢复期患儿
E.受感染的动物

23.流行性腮腺炎的平均潜伏期为
A. 7天　　B. 10天
C. 12天　　D. 14天
E. 18天

24.对流行性腮腺炎的护理，以下措施中不合适的是
A.肿胀处可冷敷　　B.腺肿处可热敷，以促进血液循环
C.宜摄入易消化和清淡的软食　　D.保持口腔清洁，餐后漱口
E.宜摄入半流质饮食

25.手足口病好发于哪些人群
A. 5岁以下儿童　　B.成人
C.学龄儿童　　D.人群普遍易感
E.老年人

26.手足口病的平均潜伏期为
A. 3天　　B. 3~5天
C. 4~5天　　D. 5~6天
E. 3~7天

27.手足口病的主要传播途径是
A.呼吸道　　B.消化道
C.接触　　D.虫媒

E.空气飞沫

28.关于手足口病皮疹的描述哪个是错误的

A.丘疹和疱疹为主
B.皮疹一般不结痂、不留瘢痕
C.出疹部位在手、足、口、臀
D.与药疹相似
E.疱疹破溃后可形成浅溃疡

29.手足口病重症病例出现肺水肿属于

A.心源性肺水肿
B.肾源性肺水肿
C.神经源性肺水肿
D.高原性肺水肿
E.感染性肺水肿

30.手足口病患儿的斑丘疹主要分布于

A.手背
B.手足心
C.躯干
D.大腿
E.臀部

31.手足口病危重病例是指出现下列哪种情况的患者

A.频繁抽搐、昏迷、脑疝
B.休克等循环功能不全表现
C.呼吸困难、发绀、血性泡沫痰等
D.并发了心肌炎等
E.以上都是

32.下面哪种病毒能引起手足口病

A.疱疹病毒
B.肠道病毒
C.流感病毒
D.痢疾杆菌
E.腺病毒

33.关于手足口病的描述，错误的是

A.病原体分布广泛，生存能力弱
B.病毒型别多，没有疫苗和特效药物
C.隐性感染多，轻症病例多
D.传播途径多，患者传染期长
E.一次感染后获终生免疫。

34.猩红热的病原体为

A.大肠埃希菌
B.金黄色葡萄球菌
C.表皮葡萄球菌
D. A组乙型溶血性链球菌
E.白色念珠菌

35. 护士对猩红热患儿采取的皮肤护理措施，错误的是

A. 大片脱皮时用消毒剪刀剪掉

B. 观察皮疹消退及脱皮情况

C. 用温水清洗皮肤，禁用肥皂清洗

D. 脱皮时涂凡士林或液体石蜡

E. 脱皮大片时可用手轻轻撕掉

36. 猩红热典型皮疹的特征不包括

A. 多于发病第2天出现皮疹

B. 有皮肤瘙痒

C. 在皮肤弥漫充血基础上有皮疹

D. 疹间有正常皮肤

E. 疹退后可有皮肤脱屑，多呈片状脱皮

37. 猩红热患儿进行病原学检查，其标本采集多采用

A. 痰培养

B. 咽拭子及其他病灶处分泌物培养

C. 血培养

D. 皮疹渗出液培养

E. 尿培养

38. 猩红热病人应隔离到

A. 体温正常

B. 症状消失

C. 青霉素治疗后10天

D. 咽拭子培养3次阴性后

E. 症状完全消失1周，咽拭子培养3次阴性后

39. 猩红热典型皮疹的发生与链球菌分泌的下列哪种物质有关

A. 内毒素

B. 溶血素

C. 红疹毒素

D. 链激酶

E. 透明质酸酶

40. 猩红热的主要传染源是

A. 乙型溶血性链球菌携带者

B. 猩红热患儿

C. 伤口感染患儿

D. 链球菌引起咽峡炎患儿

E. 猩红热患儿和带菌者

41. 中毒型痢疾的发病机制中，起主要作用的是

A. 痢疾杆菌内毒素引起全身毒血症状

B. 胃肠道内正常菌群发生紊乱

C. 痢疾杆菌大量繁殖引起病情加重

D. 急性弥漫性蛋白渗出性炎症形成溃疡

E. 机体免疫力低下

42. 中毒型痢疾多见于下列哪一年龄阶段

A. 1岁以内　　B. 1~2岁

C. 2~7岁　　D. 7~9岁

E. 10~14岁

43. 休克型中毒型痢疾主要的临床表现是

A. 高热　　B. 惊厥

C. 明显脓血便　　D. 感染性休克

E. 吐泻不止

【A2型题】

44. 患儿，男，2岁，麻疹恢复期，体温突然再次升高，出现嗜睡、惊厥等症状，护士考虑该患儿可能并发了

A. 肺炎　　B. 喉炎

C. 脑炎　　D. 心肌炎

E. 支气管炎

45. 患儿，女，5岁，因患麻疹在家隔离治疗，社区护士指导家长消毒隔离措施不正确的是

A. 房间应经常通风换气

B. 隔离至出疹后5天

C. 患儿衣被及玩具等在阳光下暴晒2小时

D. 家长护理患儿后，须在流动空气中停留30分钟以上，才能去邻居家

E. 接触的易感儿需隔离观察5天

46. 麻疹患儿，体温40.5℃，皮疹已出，无并发症，退热措施正确的是

A. 冰袋冷敷

B. 乙醇擦浴

C. 小量使用退热药，使体温稍降

D. 迅速降低室温

E. 大量使用退热药，及时退热

47. 患儿，男，1岁，发热、流涕、咳嗽3天，体温39.5℃，耳后发际处可见红色斑疹，疹间皮肤正常，口腔颊黏膜上可见灰白色斑点，诊断为麻疹最重要的依据是

A. 高热　　B. 疹间皮肤正常

C. 皮疹为红色斑疹　　D. 皮疹从耳后发际处开始出现

E. 口腔颊黏膜上可见灰白色斑点

48. 5岁幼儿，未患过水痘。现该幼儿班级里出现水痘患儿，该幼儿应在家隔离观察的时间是

A. 1周　　B. 2周

C. 3周　　D. 4周

D. 5周

49. 患儿，女，6岁。发热1天后出现皮疹，躯干多，四肢末端少，为红色斑丘疹，数小时后变成小水泡，痒感重。护士考虑该患儿可能是

A. 麻疹　　B. 水痘

C. 猩红热　　D. 腮腺炎

E. 幼儿急疹

50. 某学校出现一例水痘患儿，护士在为家长做健康教育时，不正确的是

A. 水痘是由水痘-带状疱疹病毒引起的疾病

B. 主要通过空气、飞沫传播

C. 感染水痘后一般可持久免疫，但可发生带状疱疹

D. 水痘痂皮有传染性

E. 四季可发病，以冬、春季为主

51. 患儿，3岁，发热2天后出现皮疹而入院。查体：体温39.6℃，脉搏110次/分，呼吸32次/分，精神一般，咽后壁充血，头皮及躯干有散在的淡红色斑丘疹及疱疹，其余部位未发现异常。护士对患儿正确的护理措施，应除外

A. 饮食宜清淡，多饮水

B. 及时更换内衣

C. 疱疹破溃有继发感染者，局部用抗生素软膏

D. 口服阿司匹林及时降温

E. 适宜的温湿度

52. 患儿，女，4岁。体温38.7℃，咽痛，躯干出现少量斑疹、丘疹、疱疹，诊断为“水痘”。应禁用的药物是

A. 维生素C　　B. 糖皮质激素

C. 对乙酰氨基酚　　D. 阿昔洛韦

E. 维生素B_{12}

53. 患儿，女，2岁。诊断为水痘，在家隔离治疗，因皮疹痒，哭闹不安。护士给予家长正确的指导是

A. 局部涂2%碘酊　　B. 局部涂液体石蜡

C. 局部涂地塞米松软膏　　D. 局部涂炉甘石洗剂

E.局部涂金霉素鱼肝油

54.患儿，7岁。发热3天伴腮腺肿大2天入院，诊断为流行性腮腺炎。实验室检查血清特异性抗体，下列哪项阳性提示近期有感染

A. IgA　　B. IgD

C. IgE　　D. IgG

E. IgM

55.患儿，女，6岁。因腮腺肿大伴发热、腹痛3天入院，诊断为急性腮腺炎。为了查明患儿腹痛的原因，应做下列哪项检查

A.血糖检查　　B.血及尿淀粉酶检查

C.肝功能检查　　D.B超

E.腹腔穿刺

56.患儿，5岁。发热伴腮腺肿大2天，诊断“流行性腮腺炎”入院。对与其密切接触的孪生弟弟，正确的做法是

A.不需要检疫　　B.检疫5天

C.检疫7天　　D.检疫2周

E.检疫3周

57.患儿，女，6岁。患流行性腮腺炎后第3天，高热不退，头痛、呕吐。该患儿可能出现的并发症是

A.支气管炎　　B.喉炎

C.支气管肺炎　　D.脑膜脑炎

E.心肌炎

58.患儿，女，1岁。发热2天，口腔出现散在米粒大小的疱疹，手掌和脚掌也发现同样的小疱。初步诊断是

A.麻疹　　B.手足口病

C.水痘　　D.风疹

E.幼儿急疹

59.患儿，3岁。发热后出现针尖大小的丘疹，全身皮肤弥漫性充血，疹间皮肤充血，入院后诊断为猩红热。应警惕患儿出现的并发症是

A.肺炎　　B.睾丸炎

C.脑炎　　D.急性肾小球肾炎

E.急性胰腺炎

60.患儿，男，6岁。发热2天，体温39℃，咽痛，咽部有脓性分泌物，全身皮肤鲜红，可见针尖大小的皮疹。护士考虑该患儿可能是

A.麻疹　　B.水痘
C.猩红热　　D.脓疱疹
E.腮腺炎

61.患儿，男，5岁，猩红热病后20天，出现眼睑水肿，尿呈茶色，血压130/100mmHg。该患儿可能发生了
A.支气管炎　　B.喉炎
C.支气管肺炎　　D.肾炎
E.心肌炎

62.某学校班级中出现一名猩红热患儿，为保护班内其他易感人群，应当对密切接触的同学进行医学观察
A.14天　　B.10天
C.7天　　D.5天
E.3天

63.患儿，女，3岁，因发热、咽峡炎和皮疹而诊断为猩红热。该患儿必不可少的治疗措施是
A.阿昔洛韦　　B.青霉素
C.异烟肼　　D.肾上腺糖皮质激素
E.干扰素

64.患儿，男性，5岁。高热3小时、反复抽搐，意识不清，查白细胞15×10^9/L，肛拭子取粪便见脓细胞7个/高倍视野，红细胞15个/高倍视野。最可能的诊断是
A.流行性乙型脑炎　　B.高热惊厥
C.流行性脑脊髓膜炎　　D.中毒性细菌性痢疾
E.败血症

65.患儿，女，3岁5个月。确诊中毒性细菌性痢疾，护士评估其体温39.1℃，提出“体温过高”的护理诊断，其相关因素为
A.与腹泻有关　　B.与休克有关
C.与病毒血症有关　　D.与毒血症有关
E.与败血症有关

66.某患儿疑为中毒型细菌性痢疾，表现全身症状重，肠道反应轻，诊断困难，确诊该病最直接的证据为
A.黏液脓血便　　B.有相关接触史
C.血常规检查白细胞升高　　D.大便标本培养出痢疾杆菌
E.大便镜检可见大量脓细胞

67. 患儿，男性，3岁，细菌性痢疾急诊入院。该患儿的主要传染源是

A. 牛　　B. 猪

C. 羊　　D. 家鼠

E. 病人、带菌者

68. 患儿，男性，4岁，因突然高热、惊厥入院。粪便检查肉眼为黏液脓血便，疑为中毒型细菌性痢疾。请问引起中毒型细菌性痢疾的病原体是

A. 志贺菌属　　B. 大肠埃希菌

C. 腮腺炎病毒　　D. 金黄色葡萄球菌

E. 支原体

69. 患儿，3岁，以突然高热、进行性呼吸困难入院，怀疑为中毒型痢疾。为早日检出痢疾杆菌，护士留取大便正确的做法是

A. 标本多次采集，集中送检

B. 可用开塞露灌肠取便

C. 患儿无大便时，口服泻剂留取大便

D. 如标本难以采集，可取其隔日大便送检

E. 选取大便黏液脓血部分送检

70. 患儿，男。高热，体温40℃，数小时后腹泻明显，临床疑为细菌性痢疾收入院。请问该疾病的流行季节是

A. 冬季　　B. 春季

C. 冬春季　　D. 夏秋季

E. 全年高发

71. 患儿，男。6岁，高热，面色苍白，四肢厥冷，有脓血便，诊断为中毒型菌痢。该患儿应隔离至

A. 便常规正常　　B. 便培养1次阴性

C. 病情稳定后1周　　D. 体温恢复正常

E. 临床症状消失后1周或3次大便培养阴性

【A3/A4型题】

（72~74题共用题干）患儿，女，5岁。高热、流涕、头痛、畏光流泪，4天后耳后、发际等处出现红色斑丘疹，疹间皮肤正常，2~3天后皮疹遍及全身。患儿精神状态差，嗜睡。

72. 该患儿最可能患的疾病是

A. 麻疹　　B. 风疹

C. 猩红热　　D. 幼儿急疹

E.水痘

73.针对该患儿的治疗护理，下列哪项不妥

A.隔离休息

B.及早使用抗生素预防并发症

C.居室通风良好，保持适宜温湿度

D.注意口、眼、鼻护理

E.病程发热期间应给予清淡易消化饮食

74.该患儿出疹后4天，高热不退，咳嗽加剧，气急发绀，肺部闻及湿啰音。患儿可能发生了

A.支气管炎　　B.喉炎

C.支气管肺炎　　D.脑炎

E.心肌炎

（75~78题共用题干）患儿，7岁，患肾病综合征已2年，激素治疗，近2天发热。体温40℃，精神萎靡，皮肤可见散在丘疹、疱疹，疱内色清。

75.此患儿最可能的诊断是

A.过敏性皮疹　　B.水痘

C.脓疱疮　　D.带状疱疹

E.麻疹

76.应立即给予的处理为

A.大剂量抗生素治疗　　B.应用干扰素

C.大剂量免疫球蛋白　　D.加大激素剂量

E.停用一切药物

77.目前现存的护理诊断可除外

A.体温过高　　B.皮肤完整性受损

C.活动无耐力　　D.排便异常

E.潜在并发症：水痘脑炎

78.护理措施中哪项不妥

A.观察体温，积极给予降温处理

B.衣服被褥柔软、舒适

C.保持皮肤清洁

D.勤剪指甲，避免抓破皮疹

E.面部破溃处可涂甲紫

（79~82题共用题干）患儿，女，8岁，发热、头痛，右耳下疼痛3天，体温39℃，右腮腺肿胀，有明显触痛，血白细胞8×10^{9}/L，N0.65，L0.35。

79. 下列哪项处理不恰当

A. 卧床休息　　B. 流质饮食，给予酸辣食物

C. 解热镇痛药　　E. 隔离

D. 肾上腺皮质激素，退热后立即停用

80. 今日患儿上腹上部疼痛，有压痛，腹软，无反跳痛。发生哪一种并发症的可能性最大

A. 脑膜炎　　B. 胰腺炎

C. 卵巢炎，不育　　D. 心肌炎

E. 肾炎

81. 应进一步行哪项检查

A. 三大常规　　B. 血脂肪酶

C. 血淀粉酶　　D. 腮腺B超

E. 脑脊液检查

82. 下列哪项治疗护理措施不妥

A. 卧床休息　　B. 密切观察腹痛情况

C. 多饮水　　D. 应用抗病毒药物

E. 供给高蛋白、高脂肪、高维生素的流质饮食

（83~86题共用题干）患儿，3岁，女。高热1天出疹，颈胸部皮肤鲜红，散在针尖大小充血样丘疹。查体：T39℃，咽部有脓性分泌物，“口周苍白圈”明显。

83. 该患儿最可能的疾病是

A. 麻疹　　B. 风疹

C. 猩红热　　D. 幼儿急疹

E. 水痘

84. 该病的病原体是

A. 麻疹病毒　　B. A组乙型溶血性链球菌

C. 水痘－带状疱疹病毒　　D. 风疹病毒

E. 流感嗜血杆菌

85. 该患儿治疗首选

A. 阿昔洛韦　　B. 青霉素

C. 林可霉素　　D. 红霉素

E. 补充维生素C

86. 针对患儿皮疹的护理哪项不妥

A. 忌穿绒布或化纤内衣裤　　B. 有皮肤脱屑，应任其自然脱落

C.有瘙痒感涂炉甘石洗剂　　D.每天肥皂水擦洗皮肤

E.用剪刀剪掉半脱的皮肤

（87~90题共用题干）患儿，男，6岁。随家人赴三亚旅游，于中午突然发热，晚餐前体温达39.5℃，大便2次，呈黏液脓血便，来医院急诊。体检：T39.5℃，BP75/58mmHg，面色苍白、四肢厥冷、脉搏细数、神志模糊。血常规：白细胞19×10^9/L，中性粒细胞0.83，淋巴细胞0.17。

87.该病人最可能的诊断是

A.流行性乙型脑炎　　B.化脓性阑尾炎

C.中毒型菌痢　　D.脑型疟疾

E.脓毒血症

88.为进一步确诊，应立即进行的检查是

A.胸片　　B.血培养

C.脑脊液常规检查　　D.粪便检查

E.血涂片找菌

89.对该患儿立即进行的处理是

A.积极物理降温　　B.镇静剂

C.扩容治疗　　D.应用血管活性药物

E.应用糖皮质激素

90.护理患儿时错误的是

A.保持呼吸道通畅　　B.置头高脚低位

C.吸氧　　D.每半小时监测生命体征

E.根据血压调整输液速度

（韩　琼）

第十九章　结核病患儿的护理

【重点难点】

重点　结核菌素的试验方法、结果判断及临床意义；原发型肺结核、结核性脑膜炎的身体状况、护理诊断及护理措施。

难点　原发型肺结核、结核性脑膜炎的发病机制。

【常见考点】

第一节　概　述

考点一　结核的流行病学及发病机制

病原体为结核杆菌，人型结核杆菌是人类结核病的主要病原体。开放性肺结核患者是主要传染源。呼吸道为主要传播途径。结核杆菌初次侵入人体，4~8周后产生细胞免疫，通过细胞免疫应答使T淋巴细胞致敏。

考点二　结核菌素试验

小儿被结核感染4~8周后，做结核菌素试验即呈阳性反应，属于迟发型变态反应。

1.试验方法　常用结核菌素纯蛋白衍生物（PPD）制品0.1ml（含5个结核菌素单位）注入左前臂掌侧中下1/3交界处皮内，使之形成直径为6~10mm的皮丘。

2.结果判断　接种后48~72小时观察反应结果，测定局部硬结的直径来判断反应强度。如硬结平均直径不足5mm为阴性，5~9mm为阳性（+），10~19mm为中度阳性（++），≥20mm为强阳性（+++），局部除硬结外，还有水疱、破溃、淋巴管炎及双圈反应等为强阳性反应（++++）。

3.临床意义

（1）阳性反应见于　①接种卡介苗后；②年长儿无明显临床症状仅呈一般阳性反应，表示曾感染过结核杆菌；③3岁以下尤其是未接种卡介苗者，阳性反应多表示体内有新的结核病灶；④强阳性和极强阳性反应者，表示体内有活动性结核；⑤由阴性反应转为阳性反应，或反应强度由原来小于10mm增至大于10mm，且增幅超过6mm时，表示新近有感染。

（2）阴性反应见于　①未感染过结核；②初次感染后4~8周内；③假阴性反应，由于机体免疫功能低下或受抑制所致；④技术误差或结核菌素失效。

考点三　结核的治疗要点

早期、适量、联合、规律、全程、分段治疗。

1. 标准疗法　一般用于无明显症状的原发型肺结核，每日服用INH、RFP和（或）EMB，疗程9~12个月。

2. 两阶段疗法　用于活动性原发型肺结核、急性粟粒型肺结核及结核性脑膜炎。

考点四　结核的预防要点

（1）控制传染源是预防的根本措施。

（2）普及卡介苗接种是预防的有效措施。

（3）预防性抗结核治疗，首选异烟肼。

第二节　原发型肺结核患儿的护理

考点一　小儿结核的类型

原发型肺结核是小儿肺结核的主要类型，包括原发综合征和支气管淋巴结结核。原发综合征由肺原发病灶、局部淋巴结病变和两者相连的淋巴管炎组成。支气管淋巴结结核以胸腔内肿大的淋巴结为主。原发型肺结核的病理转归以吸收好转最常见。

考点二　小儿结核的辅助检查

结核菌检查是确诊结核的重要手段。原发综合征在X线胸片上呈哑铃双极影。

考点三　治疗要点

1. 无明显症状的原发型肺结核　选用标准疗法。

2. 活动性原发型肺结核

（1）强化治疗阶段　联合应用3~4种杀菌药，需3~4个月，短程疗法2~3个月。

（2）巩固治疗阶段　联合应用2种抗结核药，长程疗法为12~18个月，短程疗法为4个月。

第三节　结核性脑膜炎

考点一　结核性脑膜炎的身体状况

结核性脑膜炎是是小儿结核中最严重的类型。常在结核原发感染后1年内发生，尤其是3~6个月时最易发生。根据临床表现，大致可分为三期：

1. 早期（前驱期） 1~2周。主要是性情的改变。

2. 中期（脑膜刺激期） 1~2周。主要是颅内压增高的表现，脑膜刺激征明显，此期可出现脑神经障碍，最常见为面神经瘫痪，其次为动眼神经和外展神经瘫痪。

3. 晚期（昏迷期） 1~3周。逐渐进入半昏迷、昏迷状态，惊厥频繁发作，常出现水、电解质紊乱。最终因颅内压急剧升高导致脑疝死亡。

考点二　结核性脑膜炎的脑脊液特点

脑脊液检查对本病的诊断极为重要。脑脊液外观透明或毛玻璃状，细胞计数增高（50~500）$\times 10^6$/L，分类以淋巴细胞为主；蛋白增加，糖和氯化物均减少是结核性脑膜炎的典型改变。脑脊液结核杆菌培养阳性可确诊结脑。

考点三　治疗要点

重点是抗结核治疗和降低颅内压。 抗结核治疗疗程不少于12个月，或脑脊液恢复正常后再治疗6个月。

【自测题】

【A1型题】

1. 结核病的主要传播途径是

A. 虫媒传播　　B. 消化道传播

C. 呼吸道飞沫传播　　D. 血液传播

E. 皮肤接触传播

2. 小儿结核病化疗方案中的标准疗法，其疗程是

A. 3~4个月　　B. 5~6个月

C. 7~8个月　　D. 9~12个月

E. 13~18个月

3. 小儿被结核菌感染多长时间后作PPD试验即呈阳性反应

A. 2~4周　　B. 4~8周

C. 8~10周　　D. 10~12周

E. 12~14周

4. 预防小儿结核病的方法是

A. 普种卡介苗　　B. 隔离患者

C. 隔离治疗患者及普种卡介苗　　D. 及时发现患者

E. 对小儿进行预防性化疗

5. PPD试验（+++）为

A. 红斑直径20mm以上　　B. 硬结直径10~20mm以上

C. 红斑直径15mm以上　　D. 红斑直径20mm以上伴局部坏死

E. 硬结直径20mm以上

6. 结核患儿PPD阴性，不包括

A. 初次感染4~8周内　　B. 合并麻疹

C. 合并重度营养不良　　D. 1岁以内婴儿

E. 严重结核病

7. 结核菌素试验阳性意义的判断错误的是

A. 接种卡介苗之后

B. 婴幼儿尤其是未接种卡介苗者阳性反应多表示体内有新的结核病灶

C. 强阳性反应表示体内有活动性结核病灶

D. 由阴性反应转为阳性，或反应强度由原<10mm转为>10mm，或增幅>6mm时表示新近有感染

E. 年长儿无明显的临床症状呈阳性反应时表示一定有结核感染

8. 结核病的治疗原则下列哪项不妥

A. 早期　　B. 足量

C. 联合　　D. 规律

E. 全程

9. 未接种过卡介苗PPD强阳性表示

A. 近2~3周感染结核

B. 体内已有免疫力，不会再感染结核

C. 体内有活动结核

D. 对结核无免疫力，需立即接种卡介苗

E. 受过结核感染，不一定有活动结核

10. 关于结核病发病机制错误的是

A. 机体受结核菌感染后产生免疫力，同时也产生变态反应

B. 结核的免疫主要是体液免疫

C. 结核变态反应属Ⅳ型变态反应

D. 结核变态反应在一定条件下与免疫是平行一致的

E. 结核变态反应对免疫的影响有双重作用

11. 小儿时期的结核病，最多见的是

A. 淋巴结结核　B. 结核隐性感染

C. 结核性脑膜炎　D. 粟粒性肺结核

E. 原发型肺结核

12. 结核病的原发综合征典型的X线胸片表现是

A. 云雾状阴影　B. 团块状阴影

C. “哑铃状”双极影　D. 斑点状阴影

E. 粟粒状阴影

13. 对肺结核患儿的健康指导最重要的是

A. 保持乐观情绪和治疗信心

B. 尽可能与家人分室或分床就寝

C. 定期复查，根据病情调整治疗方案

D. 加强营养，保证休息

E. 按医嘱规则服药，坚持疗程

14. 肺结核诊断最可靠的依据是

A. 结核菌素试验　B. 红细胞沉降率

C. 胸部CT检查　D. 痰结核菌检查

E. 胸部X线检查

15. 原发综合征常见护理诊断不包括

A. 体温过高：与结核感染中毒有关

B. 活动无耐力：与结核杆菌感染有关

C. 潜在并发症：药物毒性和不良反应

D. 焦虑：与治疗时间长、隔离有关

E. 有皮肤完整性受损的危险：与长期卧床、意识障碍有关

16. 小儿结核病最严重的类型是

A. 结核隐性感染　B. 原发性肺结核

C. 淋巴结结核　D. 结核性脑膜炎

E. 粟粒性肺结核

17. 诊断结核性脑膜炎的最可靠的依据是

A. 脑脊液压力增高　B. 脑脊液静置24小时有薄膜形成

C.脑脊液中检查出结核杆菌　　D.脑脊液外观呈毛玻璃样
E.脑脊液中糖和氯化物同时降低

18.下列症状哪项不属于结核性脑膜炎早期表现
A.低热　　B.惊厥
C.消瘦　　D.性情改变
E.厌食

19.小儿结核性脑膜炎中期，主要临床表现为
A.昏迷　　B.发热、盗汗
C.颈项强直，克氏征阳性　　D.频繁惊厥
E.神情淡漠

20.结核性脑膜炎进入晚期的特征是
A.脑膜刺激征　　B.脑神经受损
C.偏瘫或肢体瘫痪　　D.昏迷或强直性惊厥频繁发作
E.腹壁反射消失

21.患结核性脑膜炎，控制炎症首选的治疗是
A.链霉素+异烟肼+利福平+吡嗪酰胺
B.链霉素+异烟肼
C.链霉素+对氨基水杨酸钠
D.链霉素+异烟肼+对氨基水杨酸钠
E.异烟肼+对氨基水杨酸钠

22. 结核性脑膜炎最常侵犯的脑神经是
A.动眼神经　　B.外展神经
C.三叉神经　　D.滑车神经
E.面神经

23.以下因素哪项与结核性脑膜炎的预后无关
A.年龄大小　　B.结核菌对药物的敏感性
C.结核性脑膜炎的病期　　D.肺部有无结核病灶
E.治疗的早晚

【A2型题】

24.患儿，男，1岁半，PPD试验硬结直径为13mm，未接种过卡介苗，护士考虑该患儿
A.受过结核感染，但不一定有活动病灶
B.新近有感染

C.曾经感染过结核

D.体内有新的结核病灶

E.有活动性结核病

25. 2岁患儿，结核菌素试验硬结直径9mm，无临床症状，既往未接种卡介苗，下列哪项处理正确

A.定期复查结核菌素试验　　B.定期拍胸部X线片

C.应用异烟肼治疗3~5个月　　D.应用异烟肼治疗6~12个月

E.应用异烟肼+利福平治疗3个月

26.患儿，女，2岁，半年前患原发性肺结核，曾服异烟肼3个月，症状好转后家长自行停药。近2天来头痛、呕吐加剧，抽搐1次，并发现颈项发硬而入院。该患儿可能是

A.急性粟粒性肺结核　　B.肺结核复发

C.化脓性脑膜炎　　D.病毒性脑膜炎

E.结核性脑膜炎

27. 1岁小儿，患麻疹后5周，低热，食欲缺乏，消瘦，盗汗。体检：两肺无湿啰音，PPD试验结果为阴性。下述哪项检查最重要

A.白细胞计数及分类　　B.血培养

C.血沉　　D.胸部X线摄片

E.痰培养

28.患儿，4岁，其母患浸润性肺结核，该患儿近半个月低热，咳嗽，疑为结核病。PPD试验硬结直径为21mm，结果为

A."–"　　B."+"

C."++"　　D."+++"

E."++++"

29.患儿，2岁。近20天低热，咳嗽，盗汗，乏力。双肺呼吸音粗，胸部X线见左肺"哑铃状"双极影。确诊肺结核的主要依据是

A.未接种卡介苗，PPD试验≥20mm

B.结核中毒病状

C.血沉增快，无其他原因解释

D.痰液中找到结核分枝杆菌

E.纤维支气管镜检查有明显支气管结核病变

30.患儿，4岁。因乏力、低热、多汗疑为结核病，PPD试验结果为（+++），其意义恰当的说法是

A. 曾接种卡介苗，人工免疫所致

B. 表示受过结核菌感染

C. 表示体内有新的结核病灶

D. 表示体内有活动性结核病灶

E. 表示新近有结核菌感染

31. 3岁患儿。半月来低热，盗汗，食欲缺乏，消瘦。胸片诊断为原发综合征，PPD试验（++）。治疗首选的抗结核药物应为

A. 异烟肼+乙胺丁醇　　B. 异烟肼+利福平+链霉素

C. 异烟肼+链霉素　　D. 异烟肼+利福平

E. 异烟肼

32. 6岁男孩，接种过卡介苗。入学体检做PPD皮试，结果为硬结直径8mm，浅红色，边缘不整，3天后反应消失。应考虑

A. 结核感染　　B. 接种卡介苗后反应

C. 体内有活动性肺结核　　D. 给予预防性化疗

E. 应复种卡介苗

33. 4岁小儿。近1个月低热，乏力、易怒且消瘦。体检：颈部淋巴结肿大，肺无啰音，肝肋下1.5cm，结核菌素试验（++）。胸片：右肺可见哑铃状阴影。诊断为

A. 支气管肺炎　　B. 支气管淋巴结核

C. 原发综合征　　D. 浸润性肺结核

E. 颈部淋巴结核+支气管淋巴结核

34. 患儿，6个月。最近好哭，低热。脑脊液检查显示：压力增高，外观呈毛玻璃状，细胞数在（200~500）$\times 10^6$/L之间，主要为淋巴细胞，蛋白增高，糖及氯化物均减少。对该小儿的诊断是

A. 结核性脑膜炎　　B. 病毒性脑膜炎

C. 化脓性脑膜炎　　D. 流行性乙型脑炎

E. 流行性脑脊髓膜炎

【A3/A4型题】

（35~37题共用题干）患儿3岁，近两周来发热、头痛、呕吐，精神不振，2天来头痛、呕吐加剧，抽搐1次，并发现颈项发硬而入院治疗。半年前患原发性肺结核，曾服异烟肼3个月，症状好转后，家长自行停药。查体：嗜睡，颈强直，心肺（–），脑膜刺激征（+）。

35. 该患儿的临床诊断是

A. 原发型肺结核　　B. 结核隐性感染

C.支气管淋巴结核　　D.结核性脑膜炎

E.粟粒性肺结核

36.该患儿的首优护理诊断是

A.潜在的并发症：颅内高压　　B.有窒息的危险

C.有受伤的危险　　D.有皮肤完整性受损的危险

E.营养失调

37.对该小儿采取的措施错误的是

A.无需特殊处理　　B.呼吸道隔离

C.保证充足的睡眠　　D.让家长配合护理

E.提供高热量、高蛋白、高维生素饮食

（38~40题共用题干）患儿，女。7岁，近1个月来午后低热、食欲缺乏、消瘦、盗汗、乏力。查体：体温38℃，颈部淋巴结肿大，心肺（-）。

38.如要明确诊断，还需做什么检查

A.结核菌素试验　　B.结核菌检查

C.血沉　　D.胸部X线检查

E.血常规

39.如要预防此病流行，最主要的措施

A.不要随地吐痰　　B.减少人群集聚

C.提高生活质量　　D.全面接种卡介苗

E.发现患儿立即离开

40.如果患儿出现头痛、呕吐、嗜睡、颈项强直，脑脊液检查压力增高，细胞数增高、蛋白增高、糖下降。应考虑此患儿为

A.原发性肺结核　　B.化脓性脑膜炎

C.病毒性脑膜炎　　D.流行性乙型脑炎

E.结核性脑膜炎

（韩　琼）

参考答案

第一章

1.B 2.C 3.D 4.C 5.E 6.D 7.B 8.C 9.C 10.A 11.A 12.A 13.B 14.D 15.C 16.B 17.D 18.E 19.B 20.B 21.A 22.E 23.C 24.A 25.A 26.D 27.A 28.B 29.A 30.B 31.E 32.D 33.E 34.C 35.E 36.E 37.A 38.D 39.D 40.B 41.E 42.D 43.D 44.A 45.C 46.C 47.B 48.E 49.E 50.E 51.E 52.C 53.E 54.C 55.A 56.A 57.C 58.C 59.E

第二章

1.C 2.E 3.A 4.E 5.C 6.C 7.D 8.B 9.A 10.B 11.A 12.B 13.C 14.B 15.A 16.B 17.E 18.A 19.E 20.B 21.E 22.C 23.A 24.A 25.A 26.A 27.C 28.C 29.E 30.A 31.E 32.C 33.A 34.A 35.A 36.B 37.B 38.B 39.A 40.C 41.C 42.A 43.C 44.E 45.C 46.E 47.C 48.B 49.D 50.B 51.C 52.B 53.D 54.B 55.C 56.A 57.C 58.C 59.A 60.B 61.B 62.C 63.B 64.B 65.C 66.E 67.B 68.E 69.D 70.B 71.D 72.C 73.D 74.B 75.E 76.D 77.C 78.D 79.E 80.A 81.A 82.C 83.B 84.C 85.D 86.C 87.B 88.D 89.E 90.D

第三章

1.B 2.C 3.C 4.E 5.A 6.C 7.D 8.D 9.E 10.D 11.C 12.C 13.D 14.E 15.D 16.B 17.E 18.A 19.E 20.D 21.A 22.B 23.C 24.B 25.A 26.C 27.C 28.C 29.E 30.D 31.E 32.B 33.C 34.A 35.A 36.D 37.C 38.B 39.C 40.D 41.C 42.D 43.D 44.D 45.D 46.A 47.A 48.A 49.A 50.C 51.B 52.E 53.E 54.E 55.B 56.B 57.C 58.D 59.C 60.C 61.A 62.A 63.B 64.E 65.B 66.C 67.D 68.D 69.D 70.E 71.E 72.D 73.B 74.A 75.A 76.B 77.C 78.B 79.C 80.C 81.B

第四章

1.D 2.D 3.B 4.C 5.B 6.C 7.A 8.D 9.D 10.E 11.D 12.D 13.E 14.E

15.D 16.C 17.E 18.E 19.E 20.E 21.D 22.C 23.B 24.C 25.D 26.A 27.B 28.D 29.C 30.E 31.E 32.A 33.C 34.B 35.E 36.A 37.C 38.C 39.B 40.D 41.D 42.A 43.A 44.E 45.B 46.C 47.D 48.B 49.D 50.A 51.A 52.B 53.C

第五章

1.B 2.D 3.B 4.A 5.E 6.E 7.A 8.A 9.A 10.B 11.C 12.C 13.B 14.B 15.D 16.B 17.C 18.D 19.C 20.B 21.D 22.A 23.B 24.E 25.A 26.A 27.A 28.A 29.B 30.E

第六章

1.E 2.B 3.C 4.A 5.E 6.E 7.D 8.B 9.C 10.E 11.A 12.A 13.B 14.D 15.B 16.D 17.D 18.D 19.B 20.D 21.B 22.B 23.C 24.B 25.C 26.A 27.D 28.E 29.D 30.D 31.C 32.E 33.E 34.D 35.E 36.C 37.A 38.C 39.A 40.E 41.B 42.E 43.C 44.A 45.E 46.D 47.A 48.B 49.C 50.A 51.A 52.B 53.A 54.A 55.B 56.C 57.E 58.C 59.E 60.E 61.B 62.E 63.B 64.C 65.B 66.D 67.A 68.D 69.B 70.A 71.C 72.E 73.B 74.A 75.D 76.D

第七章

1.B 2.D 3.C 4.D 5.D 6.B 7.B 8.C 9.B 10.D 11.D 12.E 13.C 14.B 15.B 16.E 17.C 18.C 19.A 20.D 21.A 22.C 23.A 24.C 25.B 26.B 27.C 28.E 29.D 30.A 31.D 32.A 33.E 34.B 35.D 36.A 37.B 38.A 39.B 40.B 41.E 42.D 43.A 44.D 45.E 46.B 47.B 48.D 49.A 50.B 51.D 52.D 53.C 54.C 55.A 56.A 57.E 58.C 59.E 60.E 61.D 62.C 63.C 64.D 65.D 66.A 67.C 68.C 69.B 70.D 71.A 72.A 73.B 74.E 75.A 76.B 77.D 78.A 79.A 80.C 81.A 82.B 83.D 84.E 85.B 86.C 87.C 88.B 89.E 90.A 91.C 92.D 93.D 94.E 95.C 96.E 97.D 98.E 99.A 100.A 101.B 102.E 103.A 104.C 105.E 106.C 107.C 108.B 109.B 110.E 111.D 112.A 113.A 114.B 115.A 116.C 117.A 118.E 119.B 120.B 121.A 122.C 123.D 124.C 125.A 126.C 127.B 128.D 129.A 130.E 131.C 132.D 133.B 134.B 135.B 136.E 137.B 138.A 139.B 140.E 141.A 142.D 143.B

第八章

1.C 2.A 3.B 4.E 5.D 6.C 7.D 8.D 9.C 10.D 11.A 12.A 13.A 14.D

15.B 16.D 17.A 18.D 19.A 20.E 21.E 22.C 23.B 24.C 25.E 26.B 27.C
28.D 29.D 30.D 31.B 32.D 33.A 34.D 35.D 36.B 37.C 38.C 39.C 40.D
41.B 42.D 43.D 44.E 45.D 46.D 47.E 48.D 49.C 50.E 51.C 52.D 53.B
54.D 55.D 56.E 57.D 58.D 59.C 60.D 61.C 62.E 63.B 64.E 65.C 66.E
67.C 68.A 69.D 70.B 71.A 72.B 73.E 74.E 75.B 76.D 77.B 78.E 79.A
80.C 81.A 82.D

第九章

1.C 2.C 3.C 4.B 5.A 6.B 7.B 8.C 9.C 10.B 11.E 12.C 13.E 14.C
15.E 16.A 17.C 18.A 19.C 20.A 21.B 22.E 23.D 24.A 25.E 26.E 27.E
28.B 29.B 30.B 31.B 32.C 33.E 34.B 35.B 36.E 37.A 38.D 39.C 40.A
41.A 42.C 43.C 44.A 45.B 46.D 47.A 48.E 49.A 50.B 51.C 52.A 53.C
54.E 55.B 56.A 57.E 58.D 59.C 60.A 61.C 62.C 63.C 64.D 65.A 66.A
67.D 68.C 69.E 70.C 71.C 72.B 73.B 74.E 75.A 76.C 77.C 78.E 79.C
80.B 81.A 82.E 83.D 84.E 85.A 86.D 87.A 88.C 89.A 90.A 91.E 92.D
93.B 94.C 95.D 96.B 97.E 98.D 99.A 100.E

第十章

1.A 2.B 3.D 4.E 5.C 6.D 7.B 8.D 9.A 10.B 11.A 12.C 13.B 14.D
15.C 16.E 17.C 18.D 19.E 20.B 21.E 22.D 23.D 24.A 25.B 26.A 27.B
28.D 29.D 30.A 31.E 32.B 33.A 34.C 35.B 36.B 37.C 38.A 39.D 40.E
41.E 42.C 43.D 44.C 45.B 46.E 47.D 48.D 49.E 50.C 51.C 52.C 53.E
54.D 55.A 56.C 57.A 58.E 59.B 60.B 61.A 62.C 63.D 64.B 65.D 66.C
67.C 68.D 69.D 70.A 71.A 72.A 73.B 74.C 75.C 76.A 77.B 78.D 79.D
80.B 81.B 82.E 83.C 84.A 85.C 86.E 87.D 88.D 89.A 90.E 91.C 92.C
93.A 94.E 95.D 96.E 97.C 98.C 99.D 100.D 101.D 102.C 103.C 104.A
105.D 106.D 107.E 108.D 109.D 110.D 111.C 112.E 113.A 114.C 115.A
116.D 117.A 118.B 119.C

第十一章

1.E 2.D 3.B 4.C 5.B 6.E 7.C 8.B 9.E 10.B 11.A 12.B 13.E 14.E
15.B 16.B 17.C 18.D 19.D 20.C 21.E 22.E 23.D 24.C 25.E 26.A 27.A
28.B 29.E 30.D 31.B 32.D 33.D 34.A 35.B 36.A 37.C 38.B 39.D 40.E

41.A 42.D 43.D 44.B 45.D 46.E 47.B 48.B 49.E 50.B 51.C 52.C 53.D 54.B 55.D 56.B 57.C 58.C 59.C 60.A 61.B 62.C 63.B 64.D 65.D 66.E 67.E 68.E 69.D 70.B 71.E 72.E 73.A 74.B 75.D 76.A 77.D 78.E 79.B 80.A 81.C 82.D 83.A 84.C 85.C 86.B 87.B 88.C 89.D 90.B 91.C 92.A 93.D 94.B 95.D 96.B 97.E 98.E 99.D 100.C 101.D 102.D 103.C 104.E 105.D 106.A 107.B 108.A 109.E

第十二章

1.D 2.B 3.A 4.C 5.D 6.B 7.D 8.C 9.D 10.A 11.C 12.C 13.C 14.B 15.C 16.B 17.E 18.B 19.C 20.C 21.E 22.E 23.B 24.D 25.D 26.A 27.C 28.E 29.C 30.B 31.E 32.D 33.C 34.D 35.E 36.A 37.B 38.A 39.B 40.B 41.A 42.C 43.C 44.D 45.C 46.B 47.B 48.D 49.C 50.D 51.B 52.B 53.C 54.A 55.B 56.E 57.A 58.C 59.B 60.E

第十三章

1.E 2.A 3.A 4.D 5.B 6.C 7.A 8.D 9.B 10.C 11.A 12.A 13.C 14.B 15.A 16.D 17.E 18.A 19.C 20.E 21.B 22.C 23.C 24.E 25.B 26.C 27.C 28.B 29.D 30.B 31.B 32.A 33.E 34.A 35.C 36.D 37.A 38.B 39.D 40.C 41.D 42.A 43.E 44.D 45.A 46.A 47.B 48.B 49.D 50.A 51.B 52.C 53.D 54.D 55.E 56.E 57.B 58.C 59.D 60.A 61.B 62.D 63.C

第十四章

1.C 2.B 3.D 4.B 5.D 6.A 7.D 8.A 9.E 10.D 11.A 12.A 13.B 14.B 15.D 16.E 17.A 18.E 19.A 20.B 21.D 22.A 23.C 24.D 25.B 26.B 27.C 28.C 29.A 30.E 31.C 32.D 33.C 34.C 35.D 36.A 37.E 38.C 39.A 40.B 41.A

第十五章

1.D 2.A 3.D 4.E 5.E 6.E 7.E 8.C 9.B 10.D 11.A 12.C 13.C 14.A 15.A 16.B 17.D 18.E 19.B 20.A 21.D 22.C

第十六章

1.C 2.C 3.A 4.E 5.D 6.B 7.D 8.D 9.C 10.A 11.A 12.D 13.D 14.D

15.D 16.E 17.B 18.B 19.B 20.D 21.D 22.D 23.C 24.A 25.C 26.A 27.B 28.A 29.A 30.E 31.A 32.D 33.A 34.D 35.B 36.A 37.A 38.C 39.E 40.A 41.E 42.E 43.A 44.D

第十七章

1.A 2.A 3.D 4.E 5.E 6.D 7.A 8.D 9.A 10.C 11.A 12.D 13.B 14.E 15.D 16.C 17.B 18.B 19.A 20.D 21.B

第十八章

1.D 2.E 3.B 4.A 5.D 6.A 7.C 8.E 9.A 10.A 11.C 12.D 13.D 14.C 15.B 16.B 17.C 18.C 19.B 20.C 21.A 22.A 23.E 24.B 25.A 26.B 27.B 28.D 29.C 30.B 31.E 32.B 33.A 34.D 35.E 36.D 37.B 38.E 39.C 40.E 41.A 42.C 43.D 44.C 45.E 46.C 47.E 48.C 49.B 50.D 51.D 52.B 53.D 54.E 55.B 56.E 57.D 58.B 59.D 60.C 61.D 62.C 63.B 64.D 65.D 66.D 67.E 68.A 69.E 70.D 71.E 72.A 73.B 74.C 75.B 76.C 77.D 78.E 79.B 80.B 81.C 82.E 83.C 84.B 85.B 86.D 87.C 88.D 89.C 90.B

第十九章

1.C 2.D 3.B 4.C 5.E 6.D 7.E 8.B 9.C 10.B 11.E 12.C 13.E 14.D 15.E 16.D 17.C 18.B 19.C 20.D 21.A 22.E 23.D 24.D 25.E 26.E 27.D 28.D 29.D 30.D 31.B 32.B 33.C 34.A 35.D 36.A 37.A 38.D 39.D 40.E

参考文献

1.张玉兰，熊杰平，王玉香.儿科护理学［M］. 北京：人民卫生出版，2013.

2.崔炎，仰曙芬. 儿科护理学［M］. 北京：人民卫生出版社，2017.

3.于海红，张玉兰.儿科护理学实训与学习指导［M］. 北京：人民卫生出版社，2017.

4.张梅珍.儿科护理学笔记［M］. 2版. 北京：科学出版社，2010.

5.丁震.护考应试指导［M］. 北京：人民卫生出版社，2017.

6.邹雁翎.30天轻松过护考. 2019年护士职业资格考试高频考点汇粹［M］. 北京：红旗出版社，2018.